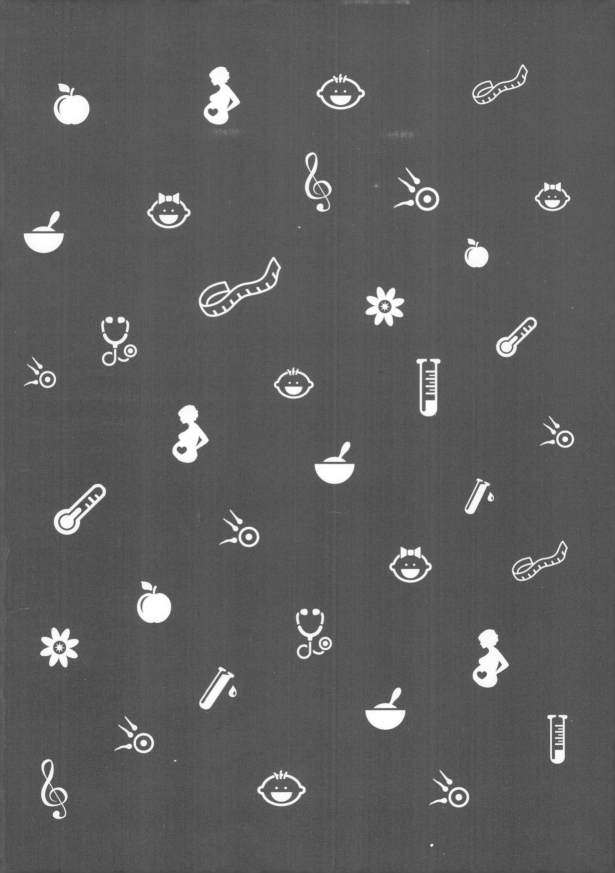

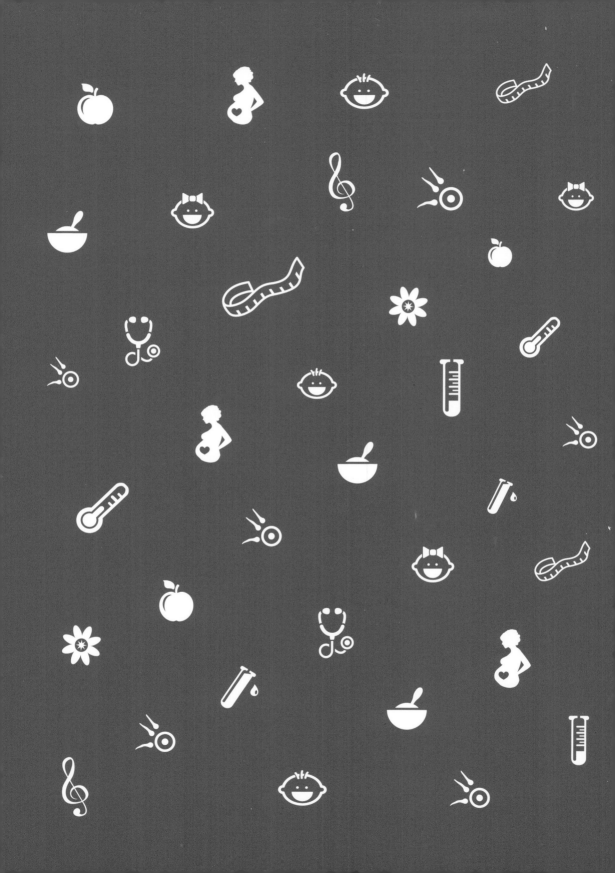

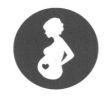

高龄孕妇宝典

[德]斯蒂芬妮·施密特－阿尔特林格 著

张千婷 译

陕西新华出版传媒集团

太白文艺出版社

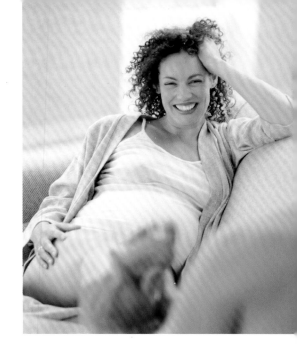

目　录

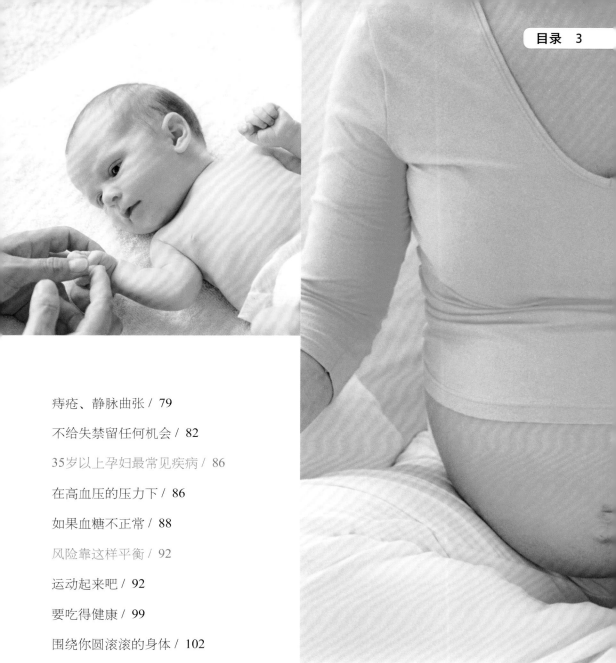

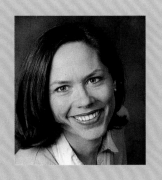

医学博士 斯蒂芬妮·施密特–阿尔特林格

　　生于 1967 年，注册医师、科学记者和电影制片人。以自由职业的身份为专注女性和医学领域的出版及发行商服务多年。在女性医疗方面经验丰富，同时也对深度心理学中的舞蹈疗法和表达疗法颇有研究，鼓励女性不断地去思考自身力量和力量源泉。除了专业知识，她也乐于分享自己的经验：作为两个女儿（分别出生于 1999 年和 2002 年）的母亲，她用自己的身体去感受当今孕妇所经历的不安，同时又深深体会着充满爱的强大支持。

前　言

　　如果你正在读这本书，说明你已经加入到了越来越庞大的 35 岁以上高龄孕妇的队伍中。在此衷心地祝贺你！当然，所有准妈妈都会对怀孕和生产有忧虑。35 岁以上的女性还要担心她们的年龄问题。你可能想知道在怀孕期间是否要特别注意些什么，也许更想知道的是母亲和孩子得病的概率会不会增高，或者想了解一下产前诊断的相关信息，这对于 35 岁以上的女性来说是非常重要的。

　　本书作者斯蒂芬妮·施密特 - 阿尔特林格博士很清楚地指出，大多数高龄孕妇的怀孕过程跟年轻孕妇相比并不会更复杂，即便有数据显示个别疾病或问题产生的风险要高于年轻孕妇，她也会给你提供有针对性的帮助，使你在十月怀胎期间能真正地充满期望，并且提高对自己身体的把握。

　　在本书的推动下，奥斯纳布吕克大学母体健康小组的研究人员比以往更密集地对这些问题进行了跟踪调查：准妈妈的年龄到底对生产有多大影响？在紧张的生产阶段，是什么使她们坚定信心？在过去几十年里，35 岁以上的高龄孕妇都要接受培训，针对可能发生的风险采取相应的保护措施，并评估所有产前诊断的服务内容。不过在心理年龄、经验和沉着冷静方面的优势就不讨论了。本书只针对跟时间有关的年龄问题。

医学博士　克里斯汀·罗伊特韦德

奥斯纳布吕克大学 助产和健康学家

怀孕风险

此时你正面临一场紧张的冒险：你怀孕了，并且至少已经35岁。请接受挑战，让自己充实起来吧！

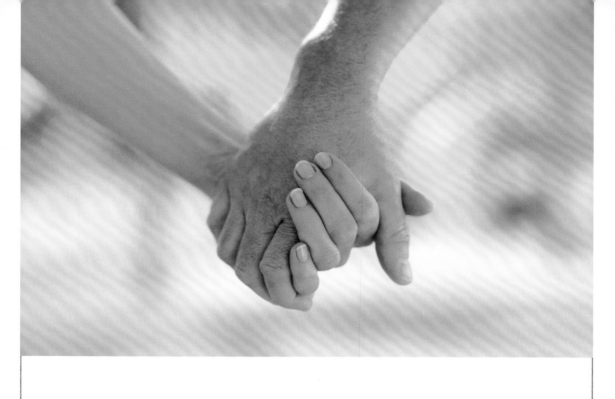

正确的时间点

一切还为时未晚。对于 35 岁以上的女性来说，最好的情况是你已经怀孕。这背后有很多原因：你可能现在才找到愿与之建立家庭的伴侣，或者你的职业生涯已足够稳定，有充分的财力或意愿去生育孩子。不过 40 岁左右的女性，有一半是顺其自然地走到了这一步。不管怎样，你决定生一个孩子，这就值得祝贺！

你的生活经验——优势

幸运的是，你已经不是二十几岁的小姑娘了！也许你仍然怀念那段充满好奇、不安又不稳定的青葱岁月，但无论如何，现在的你有了这个孩子。你已积累了重要的生活经验，有稳定的职业并且知道自己想要什么。学历较高的女性通常会更晚要孩子，这是柏林的联邦家庭、养老、女性和青少年部在对德国人的健康状况进行调研后得出的结论。这类女性需要更多的时间来应对内容广泛的培训和职业生涯的开端。一旦怀孕，大多数 35 岁以上的孕妇都比年轻人更注重健康，也更谨慎。她们会认真对待产检，避免概率学上可能发生的风险。根据统计学的结果分析，35 岁以上的女性及她们诞下的新生儿，健康程度跟年轻母亲及她们的宝宝是一样的。但顽固派仍然把 35 岁以上怀孕的女性定义为"晚育者"。"晚"这个字，不能错误地理解为"太晚了"。究竟是谁规定什么时候生孩子是正确的时间呢？可能你正好在这个时候才有勇气和感觉，真的想要一个孩子了。不要因这些医学上的专业表述感到不安，你是一个完全适合生育孩子的女性！

寿命延长

哈佛大学1998年的研究证实，晚育且采用自然方式受孕的女性，寿命比年轻时怀孕的女性要长。

35 岁以上的准妈妈成为趋势

数据显示：40 年前，女人拥有第一个孩子的平均年龄是在娇嫩的 23 ～ 24 岁，都是结婚后就有了。尤其在西德，女性没有经济独立的婚姻意识，良好的教育和职场经验对许多女性而言都不是首要追求的目标。如今情况截然不同：女性比以前要求的更多。在经历怀孕的冒险之前，她们想进行多方面尝试，独立自主。无怪乎现在大多数孩子都是在母亲 30 ～ 37 岁时出生的。过去几十年，女性拥有第一个孩子的平均年龄在不断升高，专家预测这一趋势还会继续！

35 岁以上生孩子的女性不再是特殊群体。同时，孕妇也已经拥有了二十几岁时不具备的特征，比如长出笑纹。位于杜塞尔多夫的联邦质量保障办事处在 2006 年的年报中写道：在德国 35 岁以上孕妇的比例甚至已经达到了 15%。所以，统计出来的女性预期寿命超过 81 岁也就不奇怪了。尽管有数字为证，一些媒体还是会刻意营造出准妈妈很年轻、脸部光滑、

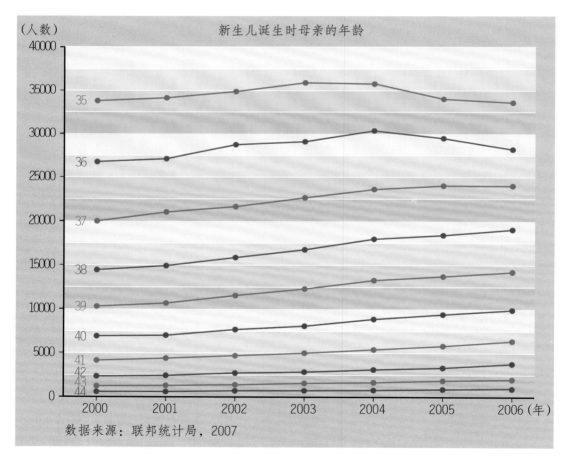

新生儿诞生时母亲的年龄

数据来源：联邦统计局，2007

38 ~ 40 岁生产的女性在过去几年里逐渐增加，而 35 ~ 36 岁生产的女性比例稍有减少。

越来越幸福的场景。但这三个闪闪发光的特征跟实际情况没什么关系。

这个年龄还怀孕？

尽管大势所趋，但是怀孕时机很适合的晚育女性还是会不断地面临质疑。以下说法也许能打消你的疑虑。

> 政治角度正确：晚育总比没有好，我们的社会需要孩子。

> 从派对兴趣来看：年长的父母已经玩够了，更容易做到放弃。

> 有保障：35 岁后家庭财政状况趋于稳定。

> 稳重：年龄每增加一岁，父母（或准父母）的个人经验就更丰富一些。

> 想要孩子的愿望：晚育的人大多数都是真心实意地想要孩子。根据联邦健康教育中心的研究，想要孩子的人有一半以上都超过 40 岁了。

> 人工受孕公司：你应该感到自豪，因为你怀孕了！

> 命运：上天注定如此！

是更年期到了还是怀孕了？

停经、持续疲劳或皮肤黯淡，这些症状很容易被 40 岁左右的女性错误解读。你可能会自我诊断为"早更"，因为你已经自然排除了怀孕这个选项。

因此，你的怀孕史通常始于你是否到了更年期或者得了重病这种想法。40 岁以上的女性有 50% 左右没有计划过怀孕。

建议：尽早计划

对于许多年过35岁的人，他们的父母双亲年纪都很大了，照顾孩子会很吃力。因此你要及时为自己制定方案，比如可以考虑让单身的邻居或者朋友家年长的大女儿来照顾，向她们支付报酬。一些城市还能提供免费的祖母租赁业务。

她们觉得"在这个年纪不可能再怀孕了",因而忽视了避孕。可能在这种情况下你的内心是矛盾的,一方面你很期待这迟来的冒险,但另一方面你又完全不想这样——看电影的时间要喂奶,看书的时间要换尿布——你跟伴侣未来几年本来不是这样计划的。也许你才刚到35岁,但依然内心纠结。你从一开始就应平静、积极地面对自己的恐惧,因为你将来的生活会发生深刻的变化。接下来的测试可能有助于你更接近现实。

测试:得失,有了孩子后的生活

最好跟伴侣一起完成以下小测试。为了使结果真实、有效,请你们双方坦率而真诚地作答。

> 在一张纸上写下(双方各自作答):可能你不情愿,但必须放弃什么?你害怕的是什么?哪些是你期待的?

> 面对将来的变化,圈出(仍然是双方各自作答)你觉得最难接受的两件事情。

> 现在就以上两点进行沟通,共同找出解决方法。从家人和朋友那儿寻求具体帮助。

神奇的35岁

设想你34岁的好友也怀孕了。你们身材一样,但针对你们俩的处理方法却截然不同。因为你已经35岁了,医生(本书中的医生都倾向于使用女性角色,因为未来会有更多女医生出现,反之专家则倾向于使用男性角色,尽管也有专家是女性）就会频繁地给你实施她们觉得必要的超声波检查（医疗保险承担相关费用）。此外，医生还建议做一些针对孩子染色体异常的检查。

基于你已经35岁这个事实，虽然你比你的朋友才大一岁，但从医学上来看，这就完全是另一种情形。尽管这样的年龄界限（以此界定年龄风险）是人为设定的，但从医生角度来看，肯定要有这么一个界限。它大致规定了一个方向，建议怀孕女性什么时候要去做一些干扰性的跟母子有关的风险检查。因为研究结果证实，年龄越大，宝宝出现染色体异常的概率就越高。比如，针对1000位女性的调查显示：30岁的准妈妈中有1位的宝宝患有21-三体综合征（即小儿唐氏综合征），35岁的准妈妈中有3位，40岁的准妈妈中有9位。在这一背景下，进行绒毛膜取样（见49页）或羊水检查（见55页）时，35岁以上女性的流产风险要比年轻女性大。40岁以上的女性比起年轻女性，羊水检查时发生流产、胎儿得21-三体综合征的概率要更高。但你不用惊慌，这两种情况相对来说都极少发生。此外，神奇的35岁只是表示妇科方面的检查要彻底而繁杂——但愿你能理解这个意思，其实这一点对于35岁以下的女性也一样！

重点

"风险"这一夸张的概念在医学领域只是代表统计学上可能发生的情况。它的概率是很低的。

它是如何产生的

20世纪60年代初，孕妇和宝宝在德国的情况不容乐观。相对于其他国家，在德国有各种各样的麻烦。因此，母亲准则作为应急措施被引入，确定了产检的原则。从这时起，所有孕妇，即便没有任何不适，都被建议要做常规产检，费用由医保承担。这种预防性的思想同时也带来了"高危妊娠"的概念。有此状况的女性能够尽快确诊并采取正确的措施。当时的孕妇证列出了 17 种可能存在的风险因素。

这些 20 世纪 60 年代的措施，得益于产科学领域的飞速发展，收效显著且越来越进步。但这种预防思想也有它的负面影响。现在很多女性，尤其是 35 岁以上的女性，（强化的）医学监控对她们非但不具有安慰作用，反倒引起了不安。

当今的怀孕监控

德国的怀孕女性要做很多项监控，超过了高危妊娠所接受检查的一半。如今的孕妇证上，风险因素达到 52 项，听起来不算惊人。但德国的高危妊娠在全世界位居第一！这意味着跟年龄无关，大多数女性都需要学习如何应对风险。在体重超标的女性身上发生各种问题的风险会增加（诸如高血压）。她们在德国高危妊娠孕妇中占据了大多数，与年龄大多无关。

有意思的是，在斯堪的纳维亚半岛和荷兰，需要接受特别监控的孕妇比例仅为 20%。在这些国家，所有孕妇基本上都是由助产士看顾，只是有问题时才会去找医生。

35+ 的高风险说法早就被推翻了

神奇的 35 岁分界线并不是针对怀孕女性的健康状况。但遗憾的是，认为 35 岁以上怀孕就有所谓的高龄风险，这种思想依然根深蒂固（甚至有的女医生也持这种看法）。但在先进的产前诊断学领域，这一概念早就被推翻了。他们认为，每个怀孕的女性其实都有一定的风险。年龄只是其中的一小部分因素。更重要的是身体的健康程度和生活方式的理性程度。比如一个年轻女性，她吸烟并且体重超标，她会比那些大于或等于 35 岁但是健康、注重营养且保持足量运动的女性得孕期并发症（其中包括高血压以及早产，见 87 页）的风险高得多。年龄是否超过 35 岁并不能成为判断你孕期状况好坏的标准。从医学上说，根本就不存在任何阻止你怀孕的因素。然而现实是，当女医生在孕妇证"35 岁以上"这栏打叉确认时，你的担忧就会蔓延，尽管你对自身状况其实很满意，并且甚至都没有去想过"高龄风险"和"高危妊娠"这两个概念。你并不是一个人，大多数 35 岁以上的女性直到怀孕结束都不甚清楚，因为她们自我感觉良好。尽管如此，从孕妇证上的那个叉开始，她们在整个孕期都会被不断提醒那些臆想出来的风险，同时被告知染色体异常的概率会提高。此外，她们接受的大大小小的超声波检查也远多于年轻孕妇。

这样可能会导致不必要的束手无策。罪魁祸首就是医学用语的不准确，没有将实际存在的风险和理论上可能产生的风险区分清楚。医生定义的"高危妊娠"分为以下情况：

> 确实有疾病。

> 具有可能导致疾病的风险因素。

孕前就有糖尿病的女性哪怕身体很健康，也和 35 岁以上的女性一样，被归为高危孕妇。如果你超过 35 岁，孕妇证上

医学上定义了 52 种风险因素

> 1～26 号因素都涉及既往病史：18 岁以下或 35 岁以上、40 岁以上多胞胎妊娠，子宫动过手术之类。

> 27～52 号因素指的是怀孕期间可能出现的并发症，比如胎盘离宫颈太近、分娩通道堵塞等。

的叉表示女医生认为你可能会得某种疾病，仅此而已！因此，专家在今后应该区分得更详细：

> 真正患有疾病的病人（高危），需要更密切地监控。

> 反之，只是理论上有风险的孕妇（低危），不需要太多的监控。这也能减少不必要的恐慌。

35+，身体健康

这样的你，属于理论上有风险的，但愿将来能够更少面对现代产科学的阴影。只要你看到这段，心里就可以解除警报了——前提是，你接下来要继续保持健康和清醒。关于这方面，你可以从 96 页开始了解更多。在所有医生都有这种意识并且孕妇证上也有相应记录之前，你要自己营造一个 35 岁以上孕妇应有的形象：内心充满希望，保持乐观的心态！

数据表明

大多数 35 岁以上的怀孕女性，孕期都很正常、平稳。"如今这个年纪的女性都很健康、精神！"所有接受本书采访的医生和助产士都这样说。根据统计学数据，随着年龄的增长，问题会越来越多，如孕期高血压（见 87 页）、糖尿病及高血糖（见 88 页）。但你要知道，有这些问题的只是一小部分女性：怀孕女性中只有 20% 有血压问题，有糖代谢问题的只有 10% ~ 15%。此外，这两种疾病只会有轻微影响，在早期很好医治。只有极少数情况（年轻孕妇也一样）会引发严重问题。但现代产科学也能采取有效干预，通常能避免母亲和孩子受到伤害。

这对你来说意味着什么？

> 你健康的概率更大了，因此不要无谓地被这些数据困扰，要满怀希望。

> 想一想你自身的风险有多高。其中还要考虑额外的风险因素，如超重、吸烟、喝酒等，也包括压力和具体的生理年龄，看你是 35 岁、40 岁还是 45 岁。35 岁以上的女性并不是一个特定的群体。

> 判断一下是否有值得担心的苗头。

> 如何针对有可能的问题如高血压、糖尿病等采取预防措施（见 88 页和 89 页）。

万事开头美……且难

每个人的怀孕经历都有个故事。有些女性过了 35 岁后因为生育能力退化，等了很久才盼来怀孕，或者之前有过流产经历。这些多少会留下些心理阴影。"终于怀孕了！"说出这句松了一口气的话，她们还会有着这样的担忧：怀孕会不会中止？是否能生出健康的孩子？这些想法是可以理解的，因为随着你的年纪增大，你能尝试第二次、第三次怀孕的机会就更少。这种压力很难平衡。因此，现在的你要保持一定的乐观。通过思维图像技术，即自我催眠（见 117 页）的一种，可以帮助你。你要反复明确一点，女性的身体机能是很神奇的。

没什么说服力的数据

跟年轻女性相比，35岁以上的女性怀孕及分娩的过程有什么不同？人们针对这一问题进行了大量研究。遗憾的是，这些结果通常展现了一个关键性的思维错误：它把所有35岁以上的女性概括成一组，不管她们孕期时健康还是患病。连对于结果很重要的生活习惯（吸烟、饮食、运动）和社会压力等因素都没有考虑进去。这些数据得出的说法是不牢靠的，因为35岁以上的健康女性也成为统计对象。

增强自信

你首先要相信自己，也要相信你的孩子。这听起来也许有点可笑。"我怎么能去相信一个还没出生的孩子呢？"然而的确如此。请尽早建立起跟宝宝的沟通。你可以跟他说话，抚摩肚皮，或者只是单纯地去想象。这样可以增强你的信念，让你相信生产时真的可以将宝宝抱入怀中。许多女性都表示，通过跟孩子的沟通，她们在感到害怕时获得了力量："因为我知道，这样对他是好的。"

当伴侣成为父亲

随着时间一天天过去，你就要成为一名母亲了（或者是第二个、第三个，甚至更多个孩子的母亲）。这是你首先要接受的一个变化。极有可能你的伴侣也属于35岁以上人群，跟你一样，他也要告别迄今为止相对独立的情侣生活。他也将展开一段全新的、未知的生活篇章，他要成为一名父亲了。

当你已经出现怀孕迹象时（比如乳房变得极其敏感，对很小的事情会流泪），你的伴侣还什么都看不到，也感受不到。尽管如此，他却要去应对一个发生变化的女人，这个女人第一次强烈地需要他的照顾和支持。对于你们俩来说，所经历的这一切都是

集优帮助锦囊

如果你年过35岁，目前正在怀孕中。当然你可以把可能的弊端、弱点和风险视为重点。女性甚至倾向于去寻找答案。然而，在这最好的年纪怀孕，去加强积极的一面是更有意义的。比如你现在很疲倦，但并不是因为虚弱，而是你特意让疲倦存在，为了把更多的力气用在宝宝的成长上。同样的事情用积极的角度去诠释，赋予全新的意义，心理学上称为"再构造"。这是一项被证实有效的方法。

一块新大陆。

我们是一个团队！

　　你们俩要不断地告诉自己，将来有孩子的生活是要共同度过的。孩子出生后你们很快就会发生推诿或权力之争，关于哪些是谁的任务，谁付出的最多之类的问题。因此，在怀孕早期就要进入团队模式，练习这场公平游戏！如果等到孩子出生才开始，那么就更难去关注伴侣关系中的这些重要变化。建议你们以开会的形式讨论一下孕期事项，共同规划和组织，在下列领域达成一致：

> 家务。

> 其他孩子（如果有的话）。

> 你们每个人的休息时间。

> 共同活动（其中也可以包括按摩）。

> 拜访医生。

　　在此过程中要利用你迄今为止所积累的专业素养。当然，有效的、战略性的思想也是必需的！

学会交谈

　　没有孩子之前，家务劳动是按 50∶50 的比例分配。双方最晚也会在 30 岁后开启职业生涯，并且共同面对眼前的家务（至少理论上是这样）。可能你们多年来已经是一个磨合过的团队，但是在怀孕初期，你们的关系会发生变化。家务分配从现在开始要考虑不同的能力和需求。在孕期头三个月，你

男性成为父亲的年龄也在增加

如今，男性拥有第一个孩子的平均年龄是34岁。

们的关系已经有了一定形式的偏离：女方突然有了新的需求。比如，你会需要更多的关注和安全感，尽管迄今为止你都极其重视独立性。

有了孩子的关系也可以很平稳，只要你学会应对这种需求的变化，哪怕有时它对你和伴侣而言都是难以理解的。请注意以下两条黄金法则，可供你们沟通时使用：

1. 没人可以预测另外一个人的想法。

2. 想要什么，应该且必须心平气和地告诉对方——无论想法有多么不寻常。

爱爱怎么办？

从医学角度而言，爱爱是没问题的。有些很晚而且很难才怀上孩子的女性出于担心会减少性生活。不过，如果仅仅是符合35岁以上这条，不存在别的风险或问题，你就无须担心整个孕期的爱爱问题。因为不论是子宫在高潮时有节奏地收紧，还是阴茎在宫颈处的撞击，都不会对孩子造成负面影响。你有这样的担心或许是因为觉得多了一个人，进而产生这样的顾虑。这种情况对一些准爸爸而言比孕妇宣称没性趣实则不然的情况要更多。当然，疲倦、胸闷、恶心等症状确实不会激发性趣，但还是有许多女性在这一新鲜、激动的状态下愿意与伴侣爱爱——也许会比之前更温柔、更深入。

建议

准爸爸虽然没怀孕，但也开始参与有孩子的冒险。这并不容易！此外，35岁以上的男人缺少合适的可以借鉴的对象。父辈们对父亲这一角色的理解不一样。因此，你要传递给伴侣这样的感受——他的想法也很重要，他的努力同样会被重视！

热门问题

35岁后会有什么变化?

一些35岁以后才生第一个孩子的女性,再次怀孕时也会被问到上述问题。

无论是生第一个、第二个还是第三个孩子,35岁以后怀孕的负担都是一样的吗?

35岁以上生第二个或第三个孩子的女性常说与生第一个孩子不同,她们的负担不是来源于晚育,而是被当作高危妊娠对待。她们缺乏能增强自信心的积极支持。官方说法,35 ~ 39岁生第二个、第三个孩子的女性,并不能视为高危妊娠。只有40岁以上或者35岁以上生第四个孩子时,医疗程序才应有所改变。

我和我丈夫都超过40岁了,是否只适合生一个孩子?

只要你们身体健康,医学角度上并不反对你多生一个。当然你的生育能力在40岁以后是明显下降的。记住,你的伴侣的身体健康程度对他的生育能力影响很大。压力、饮酒、吸烟、不健康饮食会降低精子质量。据位于威斯巴登的联邦统计局数据显示,40 ~ 44岁生育孩子的女性数量自2000年起一直在增加。

我38岁了,孕期是否比年轻姑娘更值得担心?

没错,是会有一点,但原则上这种担心只存在于最初几个月。因为怀孕时间越长,流产的风险就越低。你可以这样理解:随着年龄的增长,染色体异常以及与生命体不兼容发生的概率会升高。这些情况可能导致怀孕前几个月流产。从积极的角度想,这种流产也是某种形式的自然中止,避免你做艰难的决定。尽管如此,流产仍然是让人很失望的结果,你难免会伤心不已!

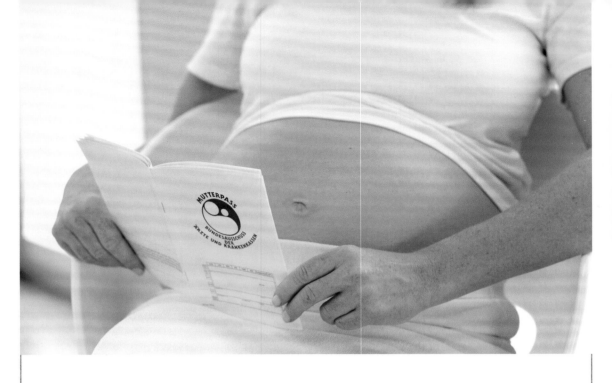

产检和产前诊断

因为你已经 35 岁，或者年纪更大，所以你被定义为所谓的高危妊娠，要接受很多检查。你可以选择去做，但是并非必需。不管是产检还是产前诊断，35 岁以上的孕妇经常会被强调这点。极少有准父母能够判断什么时候要去做产检，什么时候有必要开始做产前诊断。你在眼花缭乱的各种推荐下，必须找到适合自己的。

位于德国科隆的联邦健康教育中心在 2006 年针对孕期生

活和产前诊断做的研究表明：超过半数的被调查女性不清楚产前诊断究竟是什么意思。德国波恩大学附属医院的安克·罗德教授对女性身心治疗方面的研究所显示的结果很不乐观。因为误解或无知而做出的错误决定会造成严重的心理问题。因此，本章你会了解到产检和产前诊断的根本区别。实际应用方面，你可以从 43 页找到关于各项测试的详细信息。不要对寻求外界的专业咨询感到顾虑，如果你需要额外的帮助，就请勇敢地提出要求。

医生和产前诊断医师——都是做什么的?

医生首先要对你的产检负责。他们陪伴你度过整个孕期，确认你和你的孩子是否一切正常。只有接受过额外深造的妇科医生才被允许在小范围内实施产前诊断，比如测量宝宝颈部褶皱。如果产检时发现异常，医生会把病例转给专家，也就是产前诊断医师。这时孕妇才会接受产前诊断。

产检——理所当然

根据孕期指南，每个孕妇都有权定期接受医生或助产士的免费咨询、检查和治疗。这对于现如今的我们是理所当然的事情，但在 20 世纪 60 年代却是一场革命（见 13 页）。如果女性在孕晚期有一个完善的孕妇证，那她可以获得 100 马克（1 马克约 10.8 元人民币），以此鼓励大家去认识产检。今天，几乎所有孕妇都会自愿地去做产检，并乐意自己多花钱。比如，孕早期时的监控（见 45 页）或者通过所谓的宝贝彩超（三维立体超声波）得到一张照片作为留念，甚至是实时的 4D 彩超，可以跟踪宝宝的动作。

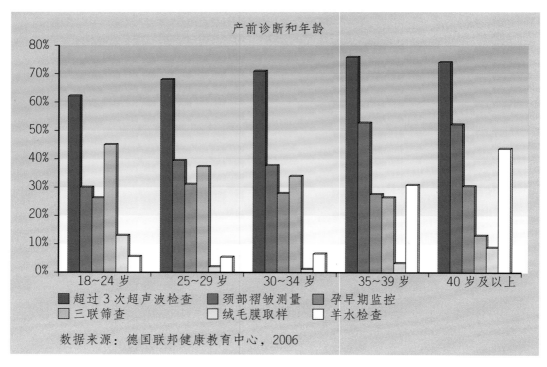

产前诊断和年龄

图例：
■ 超过 3 次超声波检查　　■ 颈部褶皱测量　　■ 孕早期监控
□ 三联筛查　　□ 绒毛膜取样　　□ 羊水检查

数据来源：德国联邦健康教育中心，2006

35 岁以上怀孕的女性使用侵入性产前诊断方法更多，最常见的是羊水检查。

产检包括定期监测，"帮助避免危及母亲和孩子生命及健康的危险，并及时发现和处理健康状况的异常……"这是孕期指南中的原话。越早发现疾病，得到治愈的概率就越高，这是有道理的。对于 35 岁以上、生第二个孩子超过 40 岁的女性，产检的形式和范围都会直接发生变化（也包括可能需要的产前诊断）：医疗保险会报销医生觉得必要的所有产检的费用。其中也包括超出普通情况下 3 次超声波（第 10 周、第 20 周、第 30 周）以外的检查。此外，如你希望做羊水检查（见 55 页）或精细超声波检查（见 39 页），医疗保险也会承担这部分费用。

即使超过35岁了，产前诊断也需根据你的意愿

特别是当你怀第一个孩子时，还不是很熟悉产前诊断这一概念，你也许会猜测那是针对未出生宝宝的检查，因为"产前"一词字面上就是"生产前"的意思。这样的字面含义没错，但事实上，这一概念大多时候有着其他含义，容易被非专业人士误解。

根据位于柏林的德国妇产科及助产学会的说法，产前诊断属于孕期产检的一部分。但与普遍意义上检查孕妇和宝宝健康状况的产检不同，产前诊断是某种形式的针对宝宝的检查，看他是否有小儿畸形、重大疾病以及诸如染色体异常等基因方面的缺陷，最为人所知的就是21-三体综合征。

尽管角度不同，但产前诊断往往都是跟产检一起介绍给孕妇的，所以会导致许多女性混淆。因此，请通过医生或助产士的途径了解清楚，什么检查是针对健康方面的产检，什么时候开始对宝宝进行检查。你无须购买检查项目套餐，可以自愿选择接受或者拒绝某项检查。即便是做过第一次产前筛查，如孕早期监控（见45页），你仍有权拒绝侵入性产前诊断，如羊水检查（见55页）。

你要知道：产前诊断是自愿的，如果没有怀疑有异常或畸形，你就必须自费去做。羊水检查或专家实施的精细超声波检查（见39页）是例外。35岁以上的女性基本上都是由保险公司承担这两项检查的费用，如果检查发现异常情况需要做其他检查，也同样包含在报销范围内。

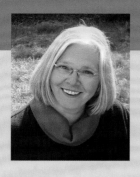

信任，从心出发

莫妮卡·布吕尔是波恩分娩中心的助产士。她研究的方向包括弗雷德里克·勒博耶和弗朗西斯·马斐等。

哪些检查是 35 岁以上孕妇有必要做的？

我觉得，35 岁以上怀孕的女性跟年轻孕妇去做检查的频率应该是一样的。如果有额外风险，那么她本人需要考虑什么措施和检查是有必要的。年龄在其中只是众多考量的因素之一，其他因素还包括营养状况和体重增加等。

产前诊断什么时候开始？

我认为，产前诊断在女性对医生说"我可能怀孕了"，医生说"那我们来看看吧"（这里指将超声波探头放到肚皮上）的时候就应该算开始了。它代表着一种检查方法的启用，因为你脑海里认为"看看孩子就是检查"。

你会建议做多少种产前诊断？

根据我的经验，35 岁以上的孕妇绝无必要为了各种产前诊断疲于奔命。然而压力还是很大的。因此，我们这些助产士要给她们额外的支持，并让她们确信，即使她们不想做针对染色体异常的检查，我们也不会不对她们负责。准妈妈要学会相信自己，从内心出发，要学会倾听内心的感受。

那些对医学检查感到不安的女性，你作为助产士有什么建议？

我能提供的帮助就是，去实实在在地感受她们的生活态度、担忧和喜悦。我会鼓励她们保持期望，同时引导她们专注于自己的内心。我会试着增强她们的自我意识，让她们相信自己的感受，类似于"我可以发现不对劲的地方"。我想为孕妇提供宁静的港湾，因为我觉得这正是她们现在需要的。

什么时候适合做产前诊断？

　　下定决心做产前诊断的准父母，可以理解他们是很急迫的，希望能尽快了解相关细节。孕早期的检查虽然更快出结果，但这一阶段的妊娠中止也更为复杂。产前诊断越早做，发现染色体异常的概率就越高。原因很简单：许多基因方面的疾病跟生命是不兼容的。这些妊娠有很高的比例会通过流产的形式自己终结。举个例子，可以说患 21- 三体综合征的妊娠有 20% 都在孕 20 周以前流产。由此，那些因出现相关适应证决定流产的准父母的愧疚感也许会少一些。在最早的时候去做检查当然不能说是最好的解决方案。

　　关于各种产前诊断的优缺点可参见本书 44 ~ 50 页。当然也有相关的咨询机构可以为你和伴侣提供免费的咨询服务。

自主做决定

　　"我们想看看，是不是一切正常！"准父母想确认一下孩子的健康状况，但他们经常忘了一点，只有真正听到糟糕的讯息或由此会产生糟糕的后果时，才有必要做产前诊断，

集优帮助锦囊

　　不管你决定做还是不做产前诊断，跟伴侣一起坦诚地回答下列问题是很有帮助，也是很有意义的。只有这样，你才能尽可能地认清现实。

> 如果我想到一个残疾的孩子，脑中会出现什么画面（日常生活、恐惧、反应、支持）？
> 设想这会对我造成怎样的负担？
> 我的价值观是怎样的（宗教的、伦理的）？
> 外界因素，如事业、富裕程度、社会认同度等对我具有怎样的重要性？
> 想到妊娠中止时我的感受如何？

　　请先独立思考上述问题，然后再一起思考。

确诊孩子是否残疾。准父母在产前获悉孩子残疾时，表现是大相径庭的。有些人事后会说，生产带来的震惊已经较小，"因为我们之前已经做好了准备"；另一些人会在整个孕期负担很重，他们觉得要能早点知道孩子是否残疾就好了，因为他们希望生下一个实实在在的、活生生的、甜美的小家伙。如果你预计自己会生一个残疾宝宝，希望产前就知道这一点，那么产前诊断也是有必要的。

好的咨询师遵循一个基本原则，他不会用"我知道什么对你是最好的"来给你洗脑，而是鼓励你做出自己的决定。

所以咨询机构的运作不应该交织着意识形态和金钱。也正是出于这个原因，只有根据每项必要检查来收费的医生才是适合的。此外，产科学领域出现过那些因为没有检查出孩子的残疾而把医生告上法院的父母（所谓的不当生命诉讼）。

集优帮助锦囊

请给自己时间。在你每一次咨询后，都应该至少考虑 1 ~ 3 天，这是所有大型咨询机构如德国医学协会或德国助产协会的统一意见。因为每个正确的决定都成熟于安静的环境下。父母要交换各自的观点，从深度和高度上去沟通感受，直到决定形成。然而现实情况下时间似乎不够用。许多女性都被医生催着快点做决定，即便是可能需要终止妊娠这样的重要问题。你有权提出你需要时间来考虑——为了使双方都清楚且明确，你要在谈话的一开始就提出来。不要怕麻烦，要在具体的实践中不断提出疑问。因为是你要在怀孕期间做出决定，而不是你的医生！

这类法律上的压力极大地增强了医生的安全意识。然而，找医生进行一次普遍意义的咨询对于最初的方向定位是有必要且不应回避的。最终的治疗还是由医生来实施。如果你已经找了一位助产士，当然也可以跟她详细沟通一下。

可惜许多 35 岁以上怀孕的女性在决定做产前诊断时，都不得不强烈地为自己辩解一番。每一个怀孕的女性都应享有这份自由，正如她们也必须为自己的决定负责。如果想默默地、不受任何压力地去做产前诊断的咨询，就应该从大量独立的咨询机构中挑选一家。

建议

我们常认为，当今社会理智决定一切。了解相关信息这点很重要，但也要听从你的第六感。

专业咨询——医疗保险报销

每次产前诊断咨询，借助跟专业人员的交谈，能帮助你更好地做出决定。专业人员当然就是指产科医生，也包括助产士、心理学家、社会教育学家、儿科医生和人类基因学家。这些专家会通俗、客观地传达信息，对你进行知识启蒙，提供咨询服务。

每种形式的压力，无论是赞成还是反对某项决定，或者是时间压力，都意味着是一次失败的咨询。这种情况下，你有权换一家条件更好的咨询机构。

作为产科医生普通咨询的补充，你还可以选择做社会心理学或人类基因学方面的咨询。

社会心理学咨询

请不要被"社会心理学咨询"这一概念吓到。许多女性

经验汇报

"我觉得震惊的是，想生一个健康孩子的愿望已成为某种形式的义务，正如那句话：'现在的人们可以预见所有事情，阻止所有不想要的。'"生下残疾的孩子是因为出现了疏忽，是自己的责任。但是，不论是母亲一方还是父母双方，都没有错，或者说都不用为孩子出生后的能力或局限性负责。这也适用于35岁以上才怀孕的女性，她们不想去做有目的的产前诊断，但仍然满怀希望，她们的安全感往往比那些孕期出于对测试结果的不安，用冷热水沐浴来保持冷静的女性更强大。国际上的对比研究发现，那些孕期产检更少依赖药物的国家（如斯堪的纳维亚半岛国家、荷兰和英国），女性的孕程和舒适感要好于其他国家。

安内格雷特·布朗，斯图加特产前诊断咨询机构负责人

都觉得这听起来很消极，就像有心理问题或者不合群似的。你可以安静地在各方面帮助下判断自己需要做哪些产前诊断。但社会心理学咨询并不是在产前诊断之前才有必要，而是在发现异常情况、你需要决定继续或是终止妊娠时。

咨询持续约一小时，你和伴侣（根据你的意愿）跟受过专业培训的顾问进行交谈。产科医生大多没有这个时间。此外，他们大多没有受过相关的心理学方面的培训来主持并引导这一过程。双方的意愿、需求、负罪感和价值观都要顾及，以便明确一条对双方都负责的路线。

人类基因学咨询

基于你35岁以上的年龄，医生随时可以把你介绍给一位人类基因学的专家或接受过医学基因方面培训的医生。此项目涉及的是借助基因史进行再建，也就是说会分析你家族和伴侣的健康状况，共同研究哪项诊断对于你来说是有意义的。人类基因学家建议所有 35 岁以上的女性和 45 岁以上的男性在产前诊断前去做这样的咨询。如果检查得出孩子可能有先天方面的问题，你可以通过咨询获悉这一疾病对日常生活及后续生活的影响。

你对产检和产前诊断的信息了解得越多，你就越容易根据个人需求做出决定。虽然运用了医疗手段，但你并没有放弃对自己的掌控权。

重点

一旦怀疑有染色体异常，很难保持淡定而不进行下一步检查，也就是羊水检查。许多女性都说，只要是怀疑，哪怕还没有被证实，也会对这次及下次怀孕产生阴影。

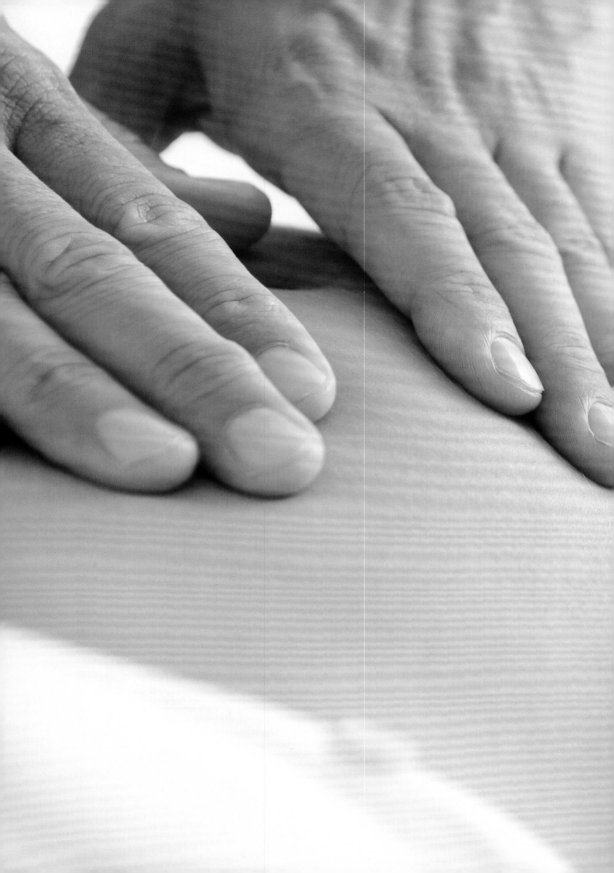

医学之手

从现在起，以后的九个月，你都要把自己交给信赖的医生。为了便于你做出正确的决定，你必须知道的一切都可以从本章获得。

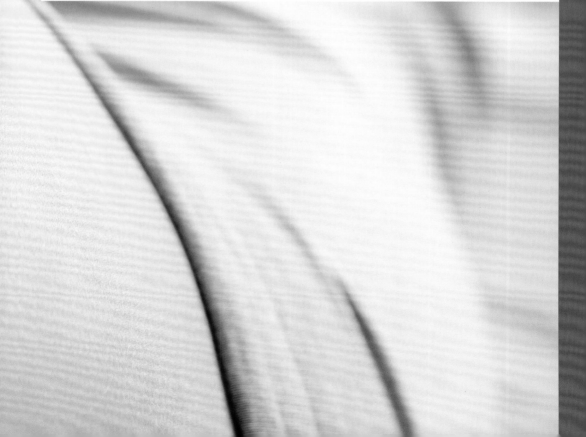

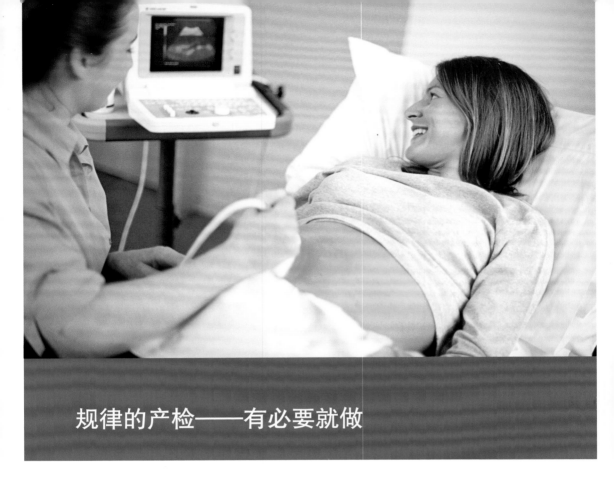

规律的产检——有必要就做

　　怀孕，带给二十出头、奔四和 40 岁以上女性的感觉是完全不一样的。35 岁以上的女性往往拥有更多主见，但她们有时也会更容易担心，变得更谨慎。孕妇证上打叉的"高危"提示会额外增加这种不安。请记住：你的身体平衡不受年龄的影响，更多取决于你开始怀孕时是否健康，以及你如何对待自己的健康。你也可以现在把生活方式转换到健康的频道上（建议参考 92 ～ 105 页）。

　　你希望身体感觉良好，需要在接下来几个月把自己交给信赖的医生，你和宝宝需要做规律的检查和监控。大多数女性需要首先去适应这种状态。35 岁以上的女性比起年轻女性，要更频繁地接受这种有益的监控，其中包括经常建议 35 岁以上女性做的产前诊断。这样的护理可能带来安全感，也可能会导致不安——因人而异。医生还会在常规产检中检查你和宝宝的状态是否良好，怀孕过程是否顺利。如果你是 35 岁以上孕妇，大多数医生会建议你额外做个羊水检查，检测染色体的变化。请注意：后面一项属于产前诊断范畴（从 42 页起）。请你和伴侣心平气和地商量并考虑一下，是否真的有必要做。

产检概览

来自孕期指南的建议：

> 在孕 10 周、孕 20 周和孕 30 周做超声波检查

> 血液检查

– 针对性的：血型，风疹、梅毒、乙型病毒性肝炎等抗体筛查，全血细胞计数

– 常规的：血红蛋白含量（Hb 值）

– 根据需求：血糖值

> 尿检，尤其是蛋白质、糖分和细菌

> 普通的妇科检查如阴道疾病，体重变化，血压测量，胎儿发育监控，心率，确定宝宝位置

> 关于营养和运动的咨询，也包括酒精、尼古丁和旅行方面的咨询

建议

通常孕妇每隔4周要进行一次产检，从孕32周起每隔14天产检一次。如果医生要求你多做，你要询问他原因。因为只要你和宝宝健康，普通产检也适用于35岁以上的女性。

注意：所有超出以上检查和监控范围的项目，都是医生的个人决定。如果你不清楚这些附加项目的意义，有必要问一下。

助产士——从一开始就确立的对口联系人

许多 35 岁以上的女性在面对一堆医疗检查、各种检查结果和决定时，分外想念一种令人安定的、乐观向上的陪伴，这是大多数经验丰富的助产士可以带给你的。不同于现代医疗学，助产士不仅仅把孕妇看作病患，还能为孕妇带来力量。为此，助产士常常采用顺势疗法、自然疗法和针灸。助产士莫妮卡·布吕尔说："35 岁以上的女性的确需要更多支持，但并不代表要接受更多检查。"（采访见 26 页）

最佳情况是，医生和助产士共同合作，有可能的话，两人分摊检查工作。如果你需要这种形式的陪伴，请尽早到助产士那里报到。可以问一下你的医生或者女性朋友，她们曾经跟哪位助产士有过愉快的合作。在附近找一家助产士中心或分娩中心，安排一场亲密的交谈。这是很有意义的，因为双方如果没有一定程度的好感，就建立不起来必要的信任。

跟医生的第一次预约

现在是时候验证作为孕妇的你能否从医生那儿感受到支持和照顾。进行癌症检查和得到医生 9 个月的陪伴和建议，这两种感觉是不太一样的。如果你觉得在面对新情况时的需求跟目前医生给予你的不一样，你要勇于提出来。如果以下

专业协助

现代助产士的角色相当于领航人。她们陪伴孕妇度过孕期所有的高峰和低谷，并帮助孕妇处理一些问题，直到产后一年。当遇到问题时、产前诊断时，甚至是发生流产或妊娠中止时，她们都会在你身边。

说法你的回答都是肯定的，就表示目前的医生能够让你安心。

> 我觉得医生能给我帮助，同时很严谨。我的意见得到
  重视。

> 我可以自己决定做或者不做产前诊断，而还有受到任何
  压力。

> 医生知道我已经 35 岁以上了，但我不会觉得她往某个
  特定方向推动着我。

第一次超声波

哪怕你已经超过 35 岁，也要跟所有孕妇一样，在孕 10 周或孕 12 周时做一次基础超声波。医生经阴道检查并确认你的胚胎在子宫内是否稳固，你目前处于哪个孕周，是否可能怀了双胞胎。这项超声波检查属于常规产检。但请注意：所有不一样的内容，比如测量宝宝颈部褶皱（见 44 页），都属于产前诊断范畴。

如今许多医生都经过培训，能够根据超声波的指示判断出是否有基因方面的疾病。因此产检的普通超声波查出产前诊断方面的问题越来越常见，也可以说是顺带查出。这种情况下，孕妇通常都会寻求专业的产前医学的医生帮助。近几年也出现了一些产前中心，可以诊断这些检查结果，那里首先怀疑误诊的情况比较常见。产前中心的专家们接受过大量的附加培训，在产前医学领域经验丰富，并拥有通常只有诊所能配备的超声波仪器。如果你的医生怀疑结果，必须要验证，你要保持心态平和，静待专家那里的超声波精密诊断（见 39

建议

注意，跟医生预约超声波检查的时间时要约在周末和节假日。如果结果需要确认，你得等待更长时间。这会让你神经紧张！

页和 41 页）结果出炉！

大型超声波

随着孕中期的开始，你的怀孕算是稳定下来了。孕妇证上规定，孕 19 ~ 22 周时，你要做一次大型超声波检查。医生这次不仅要经阴道，还要把探头放到你的肚皮上，测量宝宝的身长、头围及胸围，以便综合判断宝宝的生长发育情况。此外，她也会仔细检查胎盘、宝宝的器官和羊水量。同时还要检查宝宝是否有畸形。这些都是在常规产检的范围内。这一技术手段相对较新（第一次对宝宝情况的描述发生在 1958 年），它的发现对所有孕妇而言是一针特别的安慰剂。借助

软指标

大型超声波检查的是各种畸形，而不是染色体异常。然而如果发现不太确定的结果，是可以借用产前诊断的。其中的软指标包括：

> 颈部水肿；

> 凉鞋缝（即大脚趾和二脚趾的间距过大）；

> 肾盂两侧变宽；

> 心脏有白点；

> 小指太短；

> 脑部脉络丛（积液）；

> 胃部和十二指肠过大。

请不要抓狂，这些特征只是诊断的一部分。如果它们是单独出现的，通常无病理意义。

超声波，许多问题如胎盘钙化、羊水过多/过少，都能及时发现并得到处理。这也意味着你和伴侣在怀孕的第二阶段要共同讨论一下，你们对宝宝可能发生的畸形了解到什么程度。35 岁以上生第一个孩子的女性（或者 40 岁以上生二胎或三胎的女性）可以在跟医生沟通后再决定要不要立即到专家处做一次大型超声波检查（医疗保险会报销这部分费用）。这个决定不容易做，以下为一些大方向，仅供参考。

一级还是二级超声波？

　　女医生在产前诊断学中都接受过超声波方面的培训（一级超声波），使得她们能在孕 20 周左右的大型超声波检查中有针对性地进行排畸(监控)。个别情况下有些地方会被忽略，所以很多医生在此过程中会让病人签字确认。无论如何，当情况不明了时，即使是软指标（见 38 页），医生都会让你去找专家释疑。他会特别针对畸形和异常进行筛查（二级超声波）。在此过程中，产检和产前诊断就根据需要结合起来了。根据经验和精密仪器得出的结果会推翻很多怀疑性的诊断。只有当怀疑染色体异常时医生才会要求孕妇做诸如羊水检查之类的项目。如果不想做这种侵入性的检查，但是情况所迫，则应该去做二级超声波。如果想减少设备的使用或者压根不愿意做产前诊断，可以选择做一级超声波。

以转盘这种传统的方式计算预产期，也可以运用电脑程序。

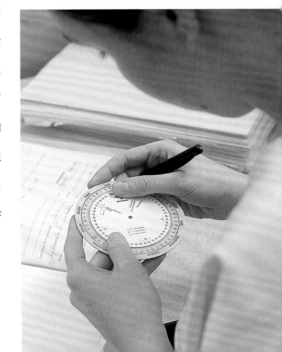

双胞胎

35岁以上的女性怀双胞胎的概率更高。如果她之前有过多次怀孕经历，或者是借助人工手段受孕，那么这一概率还会增高。75%的双胞胎都是异卵，也就是说有两个精子受孕。越来越多的女性是经过不孕不育治疗后怀孕的，这种情况要更多地考虑双胞胎妊娠。通过密切的护理，双胞胎妈妈能及早认识到潜在的风险并得到治疗：保持两周检查一次的频率，从孕28周起一周一次。

超声波——与你密切相关的科学

超声波检查如今应用于两个方面：

> 检查宝宝的情况是否良好，发育的状态是否正常（应用于预防）。

> 检查是否有染色体异常的问题（应用于产前诊断）。

常驻医生通常都有丰富经验，通过超声波来监测你的孕期，也就是常规的产检。但超声波用于产前诊断，过程就不一样了。一个医生，如果每年可以接诊100名孕妇，理论上也需要10～15年才能发现一次最常见的畸形。因此，德国妇产科协会提议，必须让孕妇知道一些小的、很少见的畸形如唇腭裂或脊柱区域的疾病都可能会被忽略。另外，也不断有怀疑性诊断会在接下来的专家会诊中被证实不成立。

根据德国产科医学的先锋马丁·汉斯曼教授的说法，只有极少数女性知道普通产科中所说的染色体异常在现实当中的命中率有多不准确。因此，位于波恩的德国医学超声波协会对在职的约10000名医生所做的调查结果也就不令人讶异了。

他们中只有三分之一满足用超声波做产前诊断的最低要求。所以近几年来根据问题类型和难度，出现了不同的权威人士。以下是根据德国医学超声波协会制定的标准得出的孕妇超声波分级体系：

> 一级：由普通医生对所有孕妇进行监控，评估子宫、羊水量、胎盘并预估宝宝的发育状况。

> 二级：由专业医生进行超声波诊断，他们能掌握更高级的仪器，接受过更深入的培训并拥有更丰富的经验（比如需要诊断一级超声波发现的疑难现象时）。

> 三级：由高度专业化的科学研究中心（大多隶属于大学的妇科医院）进行诊断（在出现问题时）。

不知情权

你可以自主决定通过大型超声波检查掌握多少孩子的情况。检查前问下医生从超声波中可以看到些什么：是作为预防措施还是一种产前诊断的评估？你事先要清楚自己属于以下哪种情况：

> 想了解所有结果。

> 只是想知道什么是健康的孕期和生产所需的。

> 不想知道关于畸形的任何信息。

在超声波开始前，你要友好但坚定地跟检查人员表达自己的态度。即便存在风险，你的想法也会得到尊重。

建议

在做疑点诊断时请不要打扰医生。瑞士技术评估中心在一项针对超声波的大型研究中发现，在有疑点的案例中，被证实的只有不到40%。此外怀孕过程中被诊断生长发育不合乎标准的宝宝，有四分之三出生时都是很健康的。

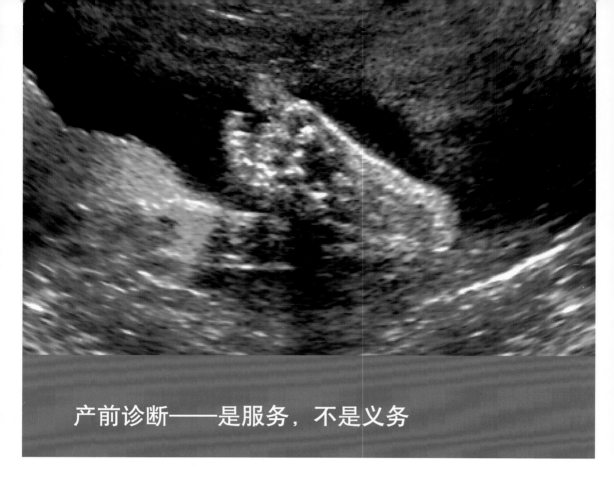

产前诊断——是服务，不是义务

每个35岁以上的女性都面临着大堆的医学检查项目供其选择，它们可能确诊出某种潜在的风险，或者识别出肚子里的宝宝确实存在的残疾。但几乎没人知道这些检查有什么效果，它们的界限在哪里，可靠性如何，可能会发生哪些错误。你对各项检查了解得越细，你做出的决定就越靠谱，也能更好地应对它们。

产前诊断概览

以下检查属于产前诊断范畴，我会在接下来的几页对它们的可靠性以及可能的误差来源进行详细介绍。

对母亲和孩子的身体没有危险的检查：

> 颈部褶皱测量：超声波，孕 11 ～ 12 周，见 44 页。

> 孕早期监控：超声波加上血压值，孕 11 ～ 13 周，见 45 页。

> 三联筛查或四联筛查：检测三项或四项血液值，孕 15 ～ 18 周，见 53 页。

对母亲和孩子有一定风险的侵入性检查：

> 绒毛膜取样：提取胚胎周围的绒毛膜组织，孕 9 ～ 12 周，见 49 页。

> 羊水检查：提取宝宝附近的羊水，孕 15 ～ 16 周，见 55 页。

> 脐带穿刺术：如果做完以上侵入性检查后还是有不清楚的情况，则从脐带中提取血液进行检查，通常在孕 19 周以后。因极为罕见，此项检查之后不做赘述。

家庭平衡

产前诊断已经形成一个市场。网上可以申请诸如孕8周就能判断胎儿性别的检查。可惜有越来越多的父母因为对宝宝的性别不满意而放弃这个孩子。他们把这称为所谓的"家庭平衡"。

第一孕程的检查

当今有各种各样的检查用于发现胎儿染色体可能存在的异常。如果你希望借助产前诊断的方式来筛查，在第一孕程就可进行。请考虑清楚，自己需要多少安全感，愿意承担怎样的风险，然后跟伴侣一起决定要做哪些相关的检查。

颈部褶皱（颈部透明层）测量

如果你同意做产前诊断并自己承担检查费用，医生可在孕 11 ～ 12 周通过超声波测量出胎儿的颈部褶皱有多厚。颈部皮肤凸出 3 毫米以内是完全正常的。几乎所有的宝宝在这个时期都会有一定程度的颈部水肿。如果颈部褶皱厚度超过 3 毫米，宝宝也可能是健康的，这要看它跟宝宝现阶段的顶臀长的比例。颈部褶皱厚度超过 3 毫米的另外一种可能是染色体异常、心脏问题或者感染。因此，医生会建议你转到专家处确诊。这一阶段会用高分辨率的精密超声波（见 39 页）进行监控。颈部褶皱的厚度、宝宝的身量大小、母亲的年龄会按照一定的比例关系输入到电脑程序中。

颈部褶皱的测量是从 20 世纪 90 年代开始有的。为了避免不必要的医疗失误，如今的医生必须要有这方面的资质。即便近年来有医学专家不断宣称，精密超声波诊断使羊水检查变得多余，但是只有采用后者这种侵入性的检查，才能让人真正安心。

新趋势：鼻骨的骨骼测量

现在越来越多的医生使用超声波所能探测到的宝宝鼻骨来作为染色体异常的额外依据。基于第一波研究得出的结果，所有得21-三体综合征的宝宝有70%都看不到鼻骨，或只能看到小于2.5毫米的鼻骨。结合孕早期的第一次监控和孕20周左右的大型超声波检查，这一新指标在将来的命中率会更高。当然也不排除有特殊情况：即使是健康的宝宝鼻骨也可能比其他宝宝短（小于1%的概率），甚至看不到。

检查的可靠性

值得注意的是，检查结果被医生归为不确定的指征，也就是软指标（见38页），不要跟诊断搞混了。你要知道：颈部褶皱增厚的宝宝中，至少有40%，可能的话甚至80%的宝宝都是健康的——不同的研究有不同的统计结果。为什么会有这样的波动？以下章节会做出解释。

可能的误差来源

> 研究只采用一种统计学方式，即所谓的风险预测。其结果受到研究者经验和教育程度的极大影响，也严重依赖于超声波仪器的质量。

> 关键是颈部褶皱要准确测量。不是每个医务人员放置的位置都按照国际上的约定。通常这和宝宝的位置相关。如果他靠近胎膜囊或者有脐带绕颈现象，则很容易发生测量失误。

> 如果受孕日期不确定或者记错，那么计算标准值就没什么意义。

> 对双胞胎的评估比较棘手，经常会呈现错误的阳性结果。

第一孕程监控（ETS）

第一孕程监控是由上述的颈部褶皱测量和三联筛查（见53页）组成，是最早的非侵入性产前诊断方法。ETS，通常也被简单地称为"早期监控"，发生于孕11～13周。它不属

重点

只有你对以下说法清楚并且可以不受限制地做出肯定回答时，产前诊断才有意义。

> 如果我的宝宝可能残疾，我希望在孕期就知道这一点。我不会考虑中止妊娠。

> 如果我的宝宝可能残疾，我会考虑中止妊娠。我知道中止妊娠是如何进行的，会借助伴侣（或其他代理人）来完成这个过程。

于常规预防手段，因此也不作为法律规定的服务项涵盖在医疗保险里。相对新颖的方式是结合三种检查，以便确保80%的准确率，经验丰富的检查人员甚至可以将准确率提高到90%。

为此要根据准确的规范来测量颈部褶皱。此外，还要做血液检查来分析两项特殊的血液值——PAPP-A和ß-HCG。PAPP-A(妊娠相关血浆蛋白A)是一种胎盘形成的蛋白质，如果指数较低，结合目前的年龄，可能代表某种基因异常。激素ß-HCG(人绒毛膜促性腺激素)这一孕早期尤其明显的物质，如果指数很低，就值得怀疑了。

颈部褶皱测量得出的这些数值以及血液检查得出的数值，会被输入到特殊的电脑程序中，参考你的年龄，计算出个人风险。如果你跟大多数女性一样属于低危，则表示你不需要做侵入性检查。

ETS的结果通常24小时后就会出来。风险值在1∶300以

一体化监控

今后提供给孕妇的将会是一体化的监控。为此要检查各种血液值：孕11周PAPP-A，孕15～16周ß-HCG和AFP（甲胎蛋白），可以推断出可能存在的神经管疾病，如脊柱裂。如果你属于高危，在你跟伴侣双方愿意的情况下，会通过羊水检查进行诊断。而一体化监控的优势在于，让你有更高的概率可以不进行羊水检查。但是你要做好长时间心里不安的准备。

注意！医生不需要额外获得一体化监控的资质，尽管在此过程中也要测量颈部褶皱（见44页），作为单项检查，它是需要特殊资质的。官方说法是，如果他们能提供至少包含100个案例（这少得惊人）的测量值数据就足够了。在这个新方法的引入阶段会有很多误差，多思考一下正反两面是很有意义的。

上时，医生会建议立刻（孕 9 ～ 12 周）去做绒毛膜试验或者稍后（孕 15 ～ 16 周）去做个羊水检查。如果能够尽早并顺利地做完全部检查，就有可能在孕 12 周内终止妊娠。因此，产科医生认为早孕诊断具有很大的好处。此外，赞成派还认为，通过第一孕程监控可令许多超过 35 岁的女性避免侵入性诊断。目前，仅仅基于她们的年龄，她们往往就被建议去做侵入性诊断。助产士协会和批评家则对此提出警告。他们认为，女性越来越早地陷入产前诊断中，而她们中的大多数都不知道这会如何影响她们的决定，带来怎样的负担。与全身心投入怀孕过程不同，她们会把它当成一次"试验性怀孕"。

建议

如果根据ETS风险指数偏高，但因为担心流产而不愿意做侵入性诊断，产科医生会建议你做一次大型超声波（见38页），用高分辨率的超声波仪器检查是否存在染色体异常问题。

检查的可靠性

基本上，只要将两种方法（如 ETS 中的测量颈部褶皱和血液值）相结合，结果都是比较可信的。但还是要注意：借助 ETS 可发现高达 85% 的染色体异常，还是有 15% 发现不了。在这种情况下，错误的阴性诊断结果使准爸妈掉入一种错误的安全感中。上面的数据听起来虽然很有说服力，表明这一检查手段很有必要，但是这一印象并非完全正确，因为高达 85% 的准确率仅仅针对小部分生过 21- 三体综合征患儿的女性。更明确地说：10000 个孕妇中只有 15 个会生出有这种异常的宝宝，其中有半数以上的女性都小于 35 岁（也就是说她们生下有异常的宝宝概率还更高）。

加之，组合式检查的结果并不会明确地告知"是的，你的孩子有残疾"或者"不是，你的孩子没有残疾"，而是以风险值来表示。这一根据个人计算得出的统计学概率只能理解为它接近并归属于某种风险。在没经过详细咨询的情况下，准父母也不能够只凭这些抽象数字做什么。准父母不应该在风险值已经增加的情况下才开始咨询。对父母来说所有重要的信息必须在检查开始前就传达清楚。在第一孕程监控期间也会发生错误的阳性诊断：虽然有残疾概率，但孩子还是健康的。孕妇在这种情况下完全没有必要去冒羊水检查的风险。不同的数据来源表明，100 位女性中，有 3 ～ 10 位会发生这种情况。如果 35 岁以上的女性因错误的诊断而放弃一个原本健康的宝宝，这是得不偿失的。因此，医疗保险拒绝承担诊断费用也不是没有理由的。

建议

你有权以完全能够理解的方式接受检查结果。请使用这一权利！

可能的误差来源

> 你在"颈部褶皱测量"（见 44 页）所了解到的全部内容，也适用于 ETS，因为在此过程中也要测量颈部褶皱。

> 有各种各样的精密仪器（价格不一）能准确计算出风险。

> 实验室会把你的血液值与其他血液值综合计算，与得出的一个中间值进行对比。这一参考值取决于专门的实验室所获得的各种试验及其结果，但还缺少测试的质量标准。

> 特殊的血液值有不同的时间点，为呈现其最佳状态，PAPP-A 要尽可能早（从孕 9 周起），而 ß-HCG 要尽可能晚（不晚于孕 14 周）。抽血只需一次。

绒毛膜取样

20 世纪 80 年代，产科学发明了一种替代羊水检查（羊膜穿刺术）的方法，施加于第一孕程，也就是所谓的绒毛膜取样。这是一种侵入性检查方法。在胎盘形成前，胚胎和羊膜腔被一层由绒毛膜（卵膜）形成的外壳包裹。在孕 9 ~ 12 周，可用一根非常细的针管从该组织中抽取一点进行测试及产前诊断分析。如今大多医生都倾向于借助超声波的监控从腹壁抽取，而不是从阴道（有 5% ~ 7% 的流产率），因为这样引起的并发症更少（根据医生经验有 1% ~ 3% 的流产率）。在孕 9 ~ 12 周，时间点越提前，风险就越高。因为在提取过程中会碰到胚胎长着脚趾和手指的肢体，影响它们继续发育。此外，虽然羊水早破和感染的情况极少发生，但还是可能会有并发症。如果想降低流产风险，请选择一名经验丰富的检查人员。在一些擅长产前诊断的围产期中心，流产的概率会比正常情况低 1% ~ 3%。请谨慎选择检查的时间、地点和操作人员。此项检查后发生疼痛或出血也属正常。

重点

你是 Rh 阴性吗？母亲和孩子的血液不仅仅在生产过程中，还可能在绒毛膜取样或羊水检查时发生相融。如果你是 15% Rh 阴性人群中的一员，那医生就要给你打抗 D 预防针。因为如果你的宝宝是 Rh 阳性，在血液接触时有可能引起致敏反应。为了预防这一点，需要给你注射无害的抗 D 抗体。作用是：你的免疫系统不会对宝宝形成有害的抗体。

建议你在接下来的几天好好休息。第一批结果在 48 小时后、7 天以内就能拿到。然而这一方法也不能判断出宝宝的残疾有多严重（只有通过最新的超声波检查才能做出预测）。为了确保第一次诊断结果的准确性，医院会额外保存一些组织用于细胞培养，14 ～ 21 天后确认最终结果。绒毛膜取样的好处是，通过分子基因学技术，提取的物质可同时用于检测是否存在父母双方家族中有过肌肉和新陈代谢方面的疾病。这种情况有必要做人类基因学咨询（见 30 页）。

检查的可靠性

该项检查发生错误诊断的概率极低，但是不能排除，它比羊水检查的错误率还高。此外，如宝宝未被判定为染色体异常，理论上仍然有可能发生畸形，比如脊柱裂。这一神经管疾病是绒毛膜取样发现不了的。再说，该检查有 2% 的结果是不明确的。要么重新检查，要么就必须在孕中期进行羊水检查。

可能的误差来源

> 跟羊水检查不同,这项检查不会分析宝宝的细胞。因此，得出不明确结果的可能性更大。

> 可能并非所有受检细胞都得出同样的结果（嵌合体发现），比如同时提取的胎盘细胞在分析时没有区分开来。这样就需要做第二次侵入性检查。

绒毛膜取样还是羊水检查？

以前，35 岁以上的女性都会被自动安排做这两项检查中的一项，进行染色体分析，尽管会有失去健康宝宝的风险。如今的产科医生针对自行决定做产前诊断的 35 岁以上的女性，会让她们先通过一种非侵入性的检查来弄清楚个人的风险状

热门问题

当产前诊断成为负担

虽然关于产前诊断的信息非常丰富，但还是有些问题经常被孕妇提出来。

流产后重新怀孕的概率或者产前检查后终止妊娠的概率会降低吗？

许多 35 岁以上才生第一个孩子的女性都很关心，在流产（因绒毛膜取样或羊水检查引发）或妊娠终止后，如诊断结果是积极的，她们后续是否还能够多次怀孕。理论上来说，她们仍然有很高的怀孕概率。但年龄越大，担忧就越多。因为从 35 岁起，受孕机会明显下降，40 岁后更是急剧下降。超过 40 岁还能迅速怀孕的概率只有 5%。随着年龄的增长（受激素影响）无排卵的月经次数越来越多，同时输卵管因发炎而粘连的概率也越来越高。因此你要认真权衡：生一个孩子对你是否重要到即使面临最坏的情况你也要留下这个孩子，比如他有残疾？聆听自己的内心，与伴侣共同决定吧。

我已经超过 35 岁了，是否有必要做所有检查来排除风险？

许多女性声称，只有当她们做完所有可能的检查才觉得自己是负责任、理智的母亲。可以想见，这一压力导致她们很难做出自己的决定。但是你必须如此！只有在极端情况下才存在很大的危险，比如当我们为了取面包而横穿马路时。有一部分乐观主义者和自信的人就属于这类。你需要在面临不确定时仍然保持自信，可惜许多人都做不到。是做还是不做某项检查，请你始终自己决定：你的决定只对自己负责！

况。如果个人评估下来风险值太高，再建议去做侵入性的检查：第一孕程后期做上述的绒毛膜取样，第二孕程做羊水检查（见55页）。为了避免你等候太久，我们还是建议你做绒毛膜取样。另一个理由是，如果诊断胎儿异常，应尽可能早地终止妊娠，甚至早于孕12周，这样对孕妇的身体和心理的负担都会比较小。跟羊水检查相比，绒毛膜取样的弊端是流产风险更高。

无论如何，准父母必须自主决定他们能为产前诊断承受多大的"代价"。你要扪心自问，哪些对你更重要，担心生下残疾宝宝还是担心失去宝宝。女性年龄越小，这两者的比重就越不一样。她们宁愿流产，也不愿意生一个残疾宝宝。不过也有可能你两项检查都不想做，而是让老天爷来决定自己是否能生一个健康宝宝。数据表明，健康的情况要多得多。一些独立的咨询机构会为你做决定提供必要的支持。

第二孕程的检查

在孕期的第二阶段，你也可以让宝宝做基因方面疾病的筛查。医生也会向你解释这种产前诊断的好处和坏处。规定的宣讲内容里，出于担心法律后果或者出于利益方面的考虑，医生会建议你马上去做，但你不用必须听从。这些筛查检查的不是宝宝的健康状况，而是是否有基因

羊水检查——做还是不做？

我们不会仅仅因为你年过35岁而直接建议你做羊水检查。如果每个35岁以上的女性都做此项检查，那么每年将会有大约1500个健康宝宝遭遇流产。因为现在每5名孕妇中就有1名是超过35岁的。在此期间我们对做羊水检查的标准有了提升：我们只根据孩子做出判断！超声波在此发挥了巨大作用。只是在对检查结果表示怀疑时才会建议做羊水检查。

——乌尔里希·格姆布鲁赫教授，波恩大学附属医院产科医生

方面的异常。如果担心羊水检查的风险太高，也可通过血液检查（和第一孕程监控一样，见46页），即所谓的三联或四联筛查来判断个人染色体异常的概率。此外，还有一种选择：预约孕20周左右到专家那里做一次精密超声波。

三联筛查

在孕15～18周，实验室可从你的血液中确定三个数值：宝宝的甲胎蛋白（AFP）、母亲的人绒毛膜促性腺激素（HCG）和雌三醇。然后会观察三者之间的比例关系。结合孕妇的年

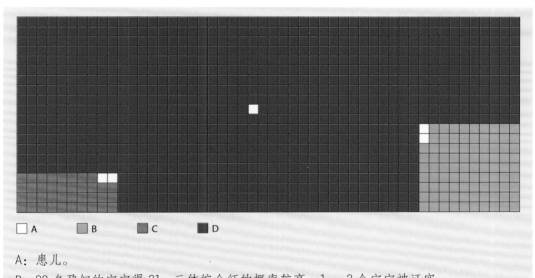

☐A　▨B　▨C　▧D

A：患儿。
B：90名孕妇的宝宝得21-三体综合征的概率较高，1～2个宝宝被证实。
C：40名孕妇的宝宝得神经管疾病的概率较大（如脊柱裂），2个宝宝被证实。
D：870名女性未识别到风险，但仍然有1个宝宝得上述两种疾病之一。
数据来源：明斯特大学，2007

三联筛查结果：数据表明，1000名孕妇中最多会有5名孕妇的宝宝有染色体异常问题。

龄和体重，得出统计学上的概率，判断宝宝是否有染色体异常的风险，以及患神经管疾病（脊柱裂）的风险。如果答案是肯定的，医生会建议孕妇马上做一个羊水检查来做更准确的诊断。这项血液检查称为三联筛查，因为是检查三个指标。在更新的四联筛查中，还会检查第四项数值——母亲激素中的血清抑制素 A。

从抽血到结果出来需等待一周时间。三联或四联筛查并不是一种诊断，而只是给出可能的风险值。血液检查的费用必须自己承担。

神经管疾病是什么？

在怀孕的最初十周，神经管就形成了。它是大脑和脊柱的初始阶段，最终会发展成中枢神经系统。如宝宝的组织没有完全闭合，就是一种神经管疾病。

检查的可靠性

产科医生说，通过三联筛查可发现 89% 的异常。如果检查后警报解除，这一准确率是 99%。许多女性因为心理放松下来，会忘记还有 1% 的可能性。三联筛查的一个重要缺点是，有 25% 的比例呈现的结果都是假阳性。也就是说，检查结果显示高危，但孩子其实是健康的。有可能你会因此夜不能寐，选择后期额外做一个羊水检查。实际上如果没有这个错误的结果，是没有必要做羊水检查的。即便四联筛查，这一弊端还是没有根本性地消除。

反对者会在检查前警告你，做这项从统计学上筛查宝宝残疾风险的检查是有流产概率的（发生在随后的羊水检查中）。许多女性感受到不必要的不安。赞同者则声称，血液检查只在 35 岁以上的人群中有必要，如果结果是阴性的（只是剩余 1% 的风险你必须接受），你仍然可以放弃建议你做的羊水检查。

可能的误差来源

> 血液检查对糖尿病、多胞胎和超重者并不准确。

> 计算数值必须知道精确的怀孕开始日期，然而这一点并不容易弄清楚。

> 用于计算统计学概率的不同电脑程序，可靠程度也大相径庭。

羊水检查

自 20 世纪 70 年代起，羊水检查（羊水穿刺），也即第二次侵入性检查，便被视为经典的产前诊断术。35 岁以上的女性，费用会由保险公司承担。这也解释了为什么 35 岁以下的女性只有 6% 的人选择做羊水检查，35 ~ 39 岁的女性却有三分之一选择做羊水检查，40 岁以上的女性决定做此项检查的甚至达到 44%。该检查对某种基因方面的疾病（并非所有）诊断的可靠性几乎接近 100%。孕 15 ~ 16 周是最佳检查时间。出于某些医疗方面的考量，检查也可相应提前或推迟（在三联筛查之后）。首先医生会通过超声波监控宝宝的情况，然后用一根细针穿过孕妇肚皮，提取约 12 ~ 15 毫升的羊水。只有很少的情况下需要抽取第二次。提取的漂在羊水里那些宝宝皮肤和黏膜上剥落的细胞，实验室会用营养溶剂养起来，让它们长大。

在两三周后，实验室会对这些细胞培养物进行分析。染

建议

胎龄可通过末次月经时间来确认。也可以经超声波并通过电脑程序来判断孩子大小。两种结果应该一致，才能提高三联筛查的准确性。

建议：把目光从监视器上拿开

羊水检查过程中，当针插进去时，你可以盯着屏幕看宝宝的反应。只有极少数孕妇是做好了心理准备的。她们中的许多人都形容这场经历给了她们很大的负担。为了避免出现这种情况，你可以把头转过去不看屏幕，而是想象积极的"内心画面"（见117页）。

色体分析的结果会显示是否可能存在基因方面的疾病，当然也能确认宝宝的性别。此外，实验室会检测羊水，从中你可能得知宝宝的神经管（见54页）发育是否异常，最常见、最为人熟知的就是脊柱裂。

羊水检查本身只持续 5 ～ 15 分钟。即便大多数女性几乎感觉不到疼痛，而你有感觉，那也不要惊讶，通常情况下，这也是正常的。有的女性声称她们被提取羊水后觉得肚子有抽痛感。虽然这种感觉很快消失，但谨慎起见，还是应检查一下。无论如何，你在做完羊水检查后的 24 小时都要好好休息，增强抵抗力。

检查完成后请跟医生说清楚，你想通过什么样的方式得知结果。咨询机构认为，跟医生进行一次私人沟通是最好的方式。你可以提出这样的要求。

检查的可靠性

染色体诊断是百分百可靠的。不会有错误警报或者假阳性的结果出现。但是，正常的染色体序列并不意味着你的宝宝完全健康，即使你得到的反馈是好的，哪怕所有人都这么理解。羊水检查仅仅只是排除特定的基因疾病，甚至连判断是否有残疾都做不到。宝宝还是有可能患上最严重的 21- 三体综合征和各种其他疾病。也有可能宝宝很健康，之后的独立生存不成问题。宝宝异常的变化范围是非常大的。因此，这项检查会影响你的决定，这个宝宝是需要特殊照料，还是能够独立活动，二者是有区别的。

检查的风险性

大多数检查都会很顺利。虽然有可能对宝宝造成伤害，但所幸极少发生。不考虑检查人员的经验和运气，这种伤害发生的概率在0.5%到1%之间，也就是说200名女性中有1～2名会发生流产。以下两个因素会导致这一风险增加：

> 检查时间过早。

> 女性检查时的年龄过大。

另外，如果你之前发生过流产，或者怀孕期间有过阴道出血，那么在做羊水检查时会有较高风险。请跟伴侣一起考虑是否做好了准备，随后跟医生或者助产士交流一下你的想法。

"35岁以上的孕妇等同于羊水检查"这种观点在社会上很普遍。如今超声波提供了另一种筛查形式（见38页），可以减少女性压力。她们可以放弃羊水检查，哪怕是超过35岁了。然而这一认识并没有得到普及。许多研究都展现出女性在各种产前诊断（见24页图表）的折磨下承受了多大的压力。请再次确认你认同以下几点：

> 医生必须在法律上得到保障，并根据孕期指南让你清楚知道羊水检查的可能性。

> 人们倾向于通过女性直

羊水检查后更快地出结果

如果嫌等待时间太长，可以选择做FISH测试。该测试当天就能出结果，因为它不需要分裂的细胞。作为简化版本，你可以知道性别染色体xx或xy是否以正确的数量存在。对于35岁以上的女性，该测试的结果经常会出现假阴性，因此不论怎样，都有必要等待两三周后的最终结果。许多人类基因研究所会建议你做自费的快速检测，但前提条件是：

> 你的年龄在38岁以上。

> 你的血清检查出现异常。

> 你在孕18周以后做了羊水检查。

觉和自己的第六感来提供可测量的结果。

> 每个人都有自己的观点和理论依据，但最终做决定的是你自己。

严肃事件——然后呢？

孕期女性及其伴侣在决定要不要做产前诊断时会面临这样的问题：你会如何对待一个患有长期疾病或残疾的孩子？如果诊断显示残疾，也就是"阳性"的结果，那么只有两种选择：终止妊娠，或者通过帮助和支持顺其自然地接受。如果你坚决不肯终止妊娠，那么就要好好审视一下你在残疾方面的相关知识。有可能对你和伴侣而言，不做产前诊断反而更有助益。

因此，在决定是否要做产前诊断之前，你和伴侣要仔细想想，你们面对严肃事件可能会做出怎样的反应。请翻到本书 60 页的场景，它能帮助你做出直击心灵的决定，而不仅仅是一个深思熟虑的决定。

如果宝贝只能短暂存活

当产前诊断结果呈阳性时，准父母决定不终止妊娠是个不错的方案。他们赋予宝宝尽可能存活的机会。当死亡的时刻到来，责任不在于父母这方，而是命运使然。碰到这种情况的准父母要跟主治医生沟通，表达自己的想法，并清楚地认识到医学方面的局限性。

产前的治疗机会

产前诊断识别出的畸形和先天（如染色体）异常，只有极少数能够在怀孕期间进行治疗。比如，妈妈和宝宝发生血型不兼容，或者宝宝出现传染性红斑（一种儿童疾病）在母体发生贫血，可通过脐带给宝宝输送新鲜血液。外科手术方面的干涉多数还处在实验阶段，在德国只有极少数高度专业化的中心才能实施。即便手术成功，比如打开了心瓣膜，也几乎很难避免早产，更别提使用了那些有催产作用、副作用较大的药物了。

生产的后果

从医学经验来看，如果宝宝因染色体异常不能存活或者只能短暂存活，你可以有意识地放弃剖腹产。如果你不知道宝宝有染色体方面的疾病或者分娩出现停滞，又或者宝宝的心跳减弱，这时就需要执行剖腹产手术。就这点而言，产前诊断可以发现异常，这是它的一个好处。这样孕妇可以规避人工分娩的较高风险。另一方面，预先得知宝宝残疾会有坏处。因为你在分娩时会缺少乐观精神和活力。如果你的宝宝确诊为 21- 三体综合征，你只能选择到医院生产。

外科锁孔技术——只是时间问题？

胎儿外科研究的是锁孔技术，一种在显微镜下的外科手术方法，以便能够更好地治疗腹中宝宝。这一方法是否有意义，还存在争论。

集优帮助锦囊

先不考虑你在面对严肃事件时会做出什么决定，重要的是你和伴侣愿意接受产前诊断的所有结果，不会在内心进行评判。简单地设想一下你会怎么做。根据专家的说法，这就是心灵建设的第一步。

结果呈"阳性"时的急救措施

当得知自己的孩子有残疾时，所有的父母内心都是极受打击的。从此刻起，带着健康宝宝共同生活的梦想被无限搁置。但在这个艰难时期，你可以获得一些安慰和实质性的帮助，它们通常出现在你有以下情绪、想法和疑问时。

"我如此心碎，不能工作，也不能带着残疾孩子一起生活。"

这种第一时间的无助感是很正常的。你必须首先挥别关于健康宝宝的愿景。在咨询机构，你们夫妻双方可以一起静静地感同身受，并且认真地思考。然后你和伴侣才能做出更正确的选择。

建议：有很多种途径可以给你机会去拜访和调查一个拥有 21– 三体综合征孩子的家庭。一些残疾人机构可免费提供相关的地址给你。研究表明，许多人在看到跟自己相似的情况被克服时，就会树立起战胜困难的信心。

另外一种方案来自《耳吻》杂志（*Ohrenkuss*）第 17 期特刊中的《宝贝》一文。患有 21– 三体综合征的人在里面讲述了他们孩童时的感受。这本通俗易懂、感人至深的小册子是由科隆的一位医生编著，献给那些想要了解更多事实以外信息的父母(或准父母)。

"我的世界好像崩塌了。"

孩子身有残疾的消息会带给你绝望和打击，但又矛盾地让你感到羞耻和自我批判。这时你很需要外界实质性的帮助！家人和朋友往往不能站在中立的角度，应该用尽可能适合你的方式支持你。

建议：你处在情绪低落的状态，因而不能立即决定自己接下来要做什么。这时不要受任何人的影响，而是要给自己足够的时间来充分地冷静。波恩大学妇产医院的研究已经证实这段思考的时间对你接下来的长久幸福非常重要。

"为什么偏偏发生在我们身上？"

注意，别陷在死胡同里！你是在回答一个无解的问题，并且为此消耗着你的精力。请把目光放长远，关注那些实际的、可解决的问题。

建议：根据经验，男性和女性处理问题的方式是不一样的。所以，请让你的伴侣用自己的方式处理问题。瑞士技术评估中心在一项研究中发现，女性在这种情形下需要直接的情感化的支持，原因之一在于她们更多地倾向于自我批判，尽管她们很清楚宝宝的残疾并不是因为谁的错误。相反，男性则会强烈地控制情绪，虽然有时会借助酒精，但却很少需要安慰。

妊娠终止的处理方法：

有尊严的告别

想想你要怎样跟宝宝说再见。越是充满爱，对你越有益。因为没有出生的宝宝也是你生命中的一部分。关于告别，你可以跟腹中的宝宝进行一番对话，安排一场有尊严的葬礼，布置一个回忆场所或类似的地方。

悲痛是难免的

在进行诊断之前，你对宝宝充满着期待，因此无论如何都要保有为宝宝悲伤的权利！即便你不愿意也不能够接受这个事实。

把它塑造成一次正常的分娩

如果良心不安，你不必"忍受"终止妊娠。只要你想，生产时还是可以喊出来。需要的话，可以让伴侣陪同。医生给腹中宝宝注射心跳停止的药物时，你可以请医生把监控屏幕调转方向，并且调到静音状态！

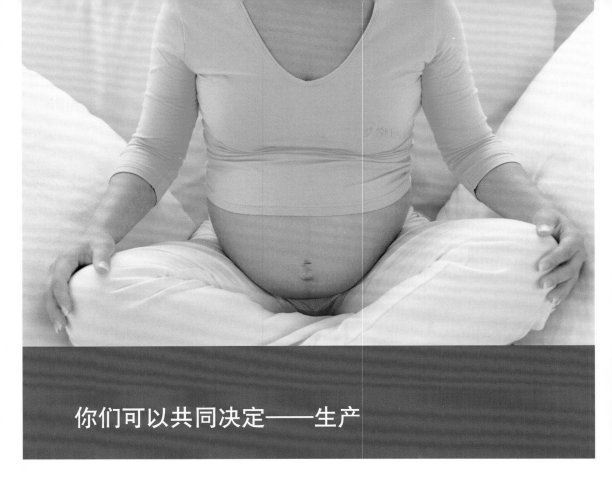

你们可以共同决定——生产

在生产之前的几个月，35 岁以上的孕妇总是会不断地面对"高危妊娠"这个话题。无怪乎你会对生产感到不安："我可以期待什么？""自然分娩会不会太危险？"依据科学知识，你完全可以冷静下来，信心满满地去生产。只要一切正常，并且妊娠过程不复杂，就没有任何理由可以反对自然分娩。

当然你事先并不能预计届时会怎样。有可能生产过程中你的需求会跟以前想的不一样。或者，生产过程跟预计的不一样——这种情况并不少见。你和伴侣要考虑到各种情况。如果你预先没把自己框在事无巨细的计划中，你就能更好地安排生产这一未知的旅程。

积极克服你的恐惧

担心事情会朝不好的方向发展，这种恐惧对于 35 岁以上的女性比对年轻女性更甚。这也好，因为你的担忧同时也是一种积极的信号：现在的你比以前更清楚，生命中并非所有事情都是可控制的，它首先带来的就是恐惧。但你知道，尤其是在过去的几个月里，这种担忧总是会变成更多的信任和顺其自然。请相信生产的力量，它也会帮助你战胜每个孕妇都有的对疼痛的恐惧。带着这样复杂的心情，请积极地做到以下几点：

> 调动"再构造"方法（见 18 页的帮助锦囊），因为你能借此将生产的恐惧变成一种你能安全克服的极限运动。

> 生产过程中要调动"内心的愿景"（见 117 页），陪你度过阵痛。比如，你可以把宫口想象成一扇不断打开的大门，每一次阵痛都是一股强大的力量，能推动大门，朝期待的时刻更进一步。

建议

女性本应知道并相信你的身体是适合分娩孩子的，但一些年长的女性有时却失去了这种原始的信任。请你试着把它找回来。助产士也会帮助你的！

不论你的宝宝如何降生，都要保证你所接受的治疗是充满尊重的，你的意见是被严肃对待的。从积极的角度来看，你不是二十几岁的年轻人。跟你的伴侣共同商讨你们最想用哪种方式生产。为此你事先就要了解，在医院、在分娩中心或者在家生产会面临什么样的状况。

但是要想一想"怎样的生产方式对孩子最好"这个问题——无关孕妇的年龄。关于这一点，医生和助产士的看法区别相当大。每个职业群体都有自己的经验水准。

在医院、在分娩中心还是在家生产？

迄今为止还没有科学地调查过 35 岁以上孕妇在生产中的感受。但众所周知的是，她们对是否能像年轻女性一样在各种生产场所之间自由选择感到不安。大多数人都会被医生建议到医院生产，一方面是出于保险考虑（年轻产妇同样如此），另一方面，35 岁以上女性据称宫缩力较弱，因此需要注射一种催产素。也可能是考虑要进行剖腹产，或者考虑到要动用到产钳或者真空泵。

助产士被问到 35 岁以上生第一胎的女性或 40 岁以上生第二胎的女性应该在哪里生产时，经常会持不同的看法，但前提是母亲和宝宝都很健康。真正适合个人需求的选择跟年龄无关，请开诚布公地跟助产士表达你的需求。

值得信任的

根据助产士的经验，女性对干扰因素的反应是很灵敏的。比如说，生产团队的人员换班时，她们的宫缩会减弱，甚至会停止。为此要重新建立信任。

助产士卡佳·鲍姆加特在接受《德国助产士杂志》（2003 年 12 期）采访时表达了自己的猜测：年长的女性拥有丰富的生活经验和自我意识，不希望生产受外界因素影响。她们更需要那种参与进来的感觉，这种感觉在家中生产时能普遍感觉到，但在医院则极少。宫缩减弱可以理解为对这种不适感的

集优帮助锦囊

如果你在医院生产和家中生产之间徘徊不定，那么门诊生产可谓是一个折中的选择。请向医院咨询是否有这样的生产方式，最好能配备自由助产士作为你的保护神。你们之前就认识，她能够紧紧跟上你的需求。至少住院满两小时后，你就可以带着宝宝回到自己家里了。在生第一个宝宝时，许多父母都由衷地感到，比起医院的嘈杂，能享受家中的宁静是一件多么惬意的事情。

表达。宫缩减弱跟年龄关系不大。对这种情况的最佳应对措施不是催产素，也不是剖腹产，而是一起去改变现状。如果是在家中生产，只需一个助产士通常就能轻易做到。顺便说一下：在荷兰，在家中生产不是特殊情况，而是普遍现象。

医院生产的期待

不同医院的生产流程是不一样的，因此你要详细了解你所选择的医院。大多数医院都会给孕妇及其伴侣安排傍晚的宣讲课。你可以请他们让你参观产房。你可以提出诸如以下的问题：

> 阵痛的时候是谁看护我？

> 我的年龄会有影响吗？

> 定期会进行哪些检查或采取哪些措施？（比如留置插管，以便更快地进行输液，或者不会中断的宫缩记录仪。）

> 一个助产士会同时照料多少名产妇？

> 哪些生产位置是被允许的？哪些生产方式可供选择？

> 产后的第一阶段是怎样安排的？如何欢迎宝宝的到来？

> 什么情况下会实施剖腹产？

家庭助产士是怎样工作的？

如果你对家庭助产士的方案有兴趣，请咨询一下她们的意见。她们会告诉你在家里生产是否是最佳选择。关键是你对在家生产要有绝对的自信。你可以向她提出所有你认为重要的问题。她给出的答案越可信，你就越能安心。你甚至可

德国医院待产包要装的重要资料

尽管孕妇为生产准备了数月，但因为激动还是会偶尔遗忘重要的资料。请提前检查下列物品：

> 孕妇证；

> 保险卡/私人（补充）保险的医疗卡；

> 户口本，或者如果你未婚，就准备你的出生证明。

以把助产士的回答写下来，问问医生的意见。重要的问题包括：

> 你们对紧急情况做了怎样的准备？关键词：急救培训、氧气设备、呼吸袋等。

> 当你看护的其他女性同时阵痛了，你会怎么做？

> 如有疑问，你会通知哪个医生？我会怎样被送去医院？

> 疼痛太剧烈时怎么做？

> 宝宝出生后会进行怎样的检查？跟医院的标准相比有什么不同？

> 生产后还会做医疗检查吗？在哪里？什么时候？

> 如果我生产时受伤，谁来缝合伤口？接下来是要做会阴

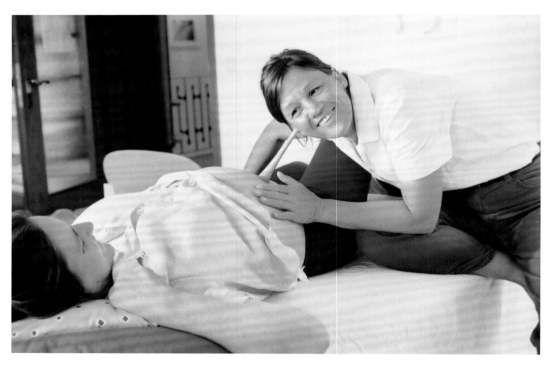

有经验的助产士大多借助木制的听诊器就能准确判断宝宝的胎心音。

侧切吗?

> 谁会在夜间照料我和孩子?

对于 35 岁以上的孕妇,医生往往只会建议医院生产,反对家庭生产,这也是很正常的。事实上你很难自由地做决定。永远不要有压力,要听取客观的意见,弄清楚各个细节。如有疑问,就要找另一位医生商讨正确的解决方案。你必须要有勇气、有决心地抱着"我一定能行"的想法迎接生产,这才是最重要的。

剖腹产

"疼痛是可怕的。最好免除痛苦。如果不行,就战胜它。"这是大多数人学到的。出于对疼痛的恐惧,为了保护完整的隐私,有太多 35 岁以上的女性选择了剖腹产。她们不敢进行阴道分娩。生产痛不同于其他任何一种疼痛。它受到分娩的影响,但拥有神奇的价值。因此,它比其他疼痛都更好忍受,尤其是当女性释放产力全身心投入其中,而不是对抗疼痛时。这种释放产力的老旧说法已被女性遗忘几十年,但它正是成功的关键。对未出生宝宝的爱、伴侣提供的支持以及经验丰富的助产士可以帮助你深信不疑地释放这种原始力量,靠自己把孩子带到这个世上。这是一次美妙且强烈的经历!

另外,根据下萨克森州围产期调查的详细数据显示,较年长孕妇和较年轻孕妇必须进行手术分娩的情况是差不多的,或者更准确地说,需要进行手术分娩的情况都很少见。只不过

35 岁以上准妈妈有计划的剖腹产比例更高，大多数是因为缺乏阴道分娩的勇气。许多女性不久后都证实，她们已经想不起来当时的痛感了。支持她们想要第二个或第三个孩子的力量是一种美好的自然天性。

35 岁以上女性的自愿剖腹产

剖腹产在过去几年渐成潮流。1991 年时剖腹产的比例只有 15%，到了 2003 年，联邦健康报告给出的数据已经达到 25%。但是只有十分之一的剖腹产是真正需要依靠手术来解决的。人们通常抱着怀疑的态度决定做剖腹产手术，因为大多数医生，也包括准父母在内，都更倾向于一种可控制的生产，尤其是那些 35 岁以上才生第一个孩子的准父母。这一情况下，剖腹产手术显然比普通的阴道分娩更适合。在此过程中人们通常会忘记剖腹产也是一项大型的腹部手术，像每个手术一样，都是伴随着风险的，比如说术后大出血或感染。此外还应考虑后续怀孕时可能产生的困难：经过手术的子宫有了疤痕，这可能限制 35 岁以上女性的受孕能力，或导致宫外孕。如果真的发生这些状况，还可能产生其他麻烦：胎盘位置可能不好。此外, 孕后期会有子宫撕裂的危险——这是有生命危险的。所以，只有当母亲或孩子真正有危险的时候，才适合做剖腹产手术。这指的是以下情况中的一种。

分娩过程中：

> 如果宝宝情况不好，比如出现缺氧。

> 如果分娩停滞，比如胎位不正，也就是宝宝没有进入产

女人是英雄！

无论你的宝宝是通过哪种方式降生的，你所付出的努力都是值得称赞的，尤其值得你的伴侣的称赞。因为即使是剖腹产，也需要耗尽你全部的力量来完成。你很棒，衷心地祝贺你！

道，或者母亲的血液循环崩坏。

按照计划：

> 如果母亲患有高血压之类的疾病，或者子宫曾经做过手术。

> 如果胎盘或者胎儿位置不对，或者宝宝重量超过 4500 克。

> 如果宝宝的头过大，而你的宫颈又太狭小。

> 如果宝宝有先天疾病，顺产会造成更严重的情况。

剖腹产手术也可以事先准备

根据不来梅大学 2006 年的调查，通过剖腹产生孩子的很多女性对剖腹产产生的实际后果都缺乏了解。你大可以在做决定前了解更多、更详细的信息。如果到时候必须实施剖腹产，避免你措手不及。你可以事先做些准备，这样即使是剖腹产，你也会觉得这是一次很棒的生产经历。

> 在准备生产的过程中，沟通一下会面临剖腹产的可能性，详细地了解整个过程。如果你不是特意去问，一些助产士会跳过这个话题。

> 问一下你想做手术的医院，手术后什么时间、在哪儿能见到孩子。这其中的区别很大。很多妈妈都觉得漫长的等待时间或者手术后不能监护孩子的那种感觉都是很没有必要的心理负担。

> 事先想一想，你想要部分麻醉还是全身麻醉。请找人咨询一下，因为完全感受手术过程和在沉睡中过去，女性的个人体验是不一样的。两种方案都有其支持者和选择后感到失望的人。

建议

如果剖腹产的疤痕不再难受，你可以有规律地用舒缓、轻柔的手法给它按摩。山金车油对按摩尤其有帮助。

> 跟你的伴侣聊一聊，在重要的时刻他应该采取怎样的行动。他该进手术室吗？这样可行吗？缝线的时候，他应该待在孩子身边还是你的身边？你们应该协商好，在具体的情形下，他应该反复询问几遍。

优质的分娩，你需要这些

现如今，当情况紧急时，我们可以谈论剖腹产的可能性，这是一种恩赐。对于 35 岁以上的女性，我们也不应该一味地反对自然分娩。如有必要，也是可以做剖腹产手术的。事前要对两者的风险和优势进行比较。仅需要一些勇气而已！你要相信自己的分娩能力，就像助产士所说的一样。这种能力让你在分娩过程中变得强大，并且可以"通过自己的力量完成分娩"，但它并非产生于自我控制力。反之，只有当你完全释放，并且放弃控制，才能感受到这种专属的力量。这种经历是一次重要的体验，会丰富你的人生。此外，当经历了自然分娩，大多数女性都能够在第一次怀抱宝宝这一最特别、最独一无二的时候，表现得更加平静和清醒。

集优帮助锦囊

分娩类似于爬山。哪种更能让你满足：是用两头尖尖的登山杖？还是靠自己的力量达成目标？在欧洲以外的文化中，人们关于分娩对母亲和孩子的重要性也有系统的认知。新的哲学研究证实了部分观点：母亲和孩子之间的连接通过共同经历的分娩而变得更加紧密。分娩的女性在阵痛中，身体和情绪都会投注在孩子身上。把孩子抱在怀中的那种幸福和得到奖赏的感觉，从根本上就源于此。

热门问题

从实践得出的问题

怀孕末期，即将面临的分娩无疑是准父母关注的重点。以下是对几个热门问题的回答。

年龄对分娩有影响吗？

如果你身体健康，且孕期一切正常，你就可以安心地去分娩了。你具备了生一个健康宝宝的最佳条件。不要相信那些没有根据的谣言，说年龄大的女性通常宫缩会弱。宫缩弱的成因是很多样的，跟年龄并没有必然关系。年长女性生的宝宝，通常而言，跟年轻女性所生的是一样健康的。这已经得到科学认证。

如果我是晚育女性，必然会早产吗？

早产通常有很多原因，它们相互作用和促进。因此，研究人员很难准确地判定年龄为唯一因素。一些研究发现，35岁以上的女性发生早产的频率要高些。但是并没有研究其他因素是否有起作用。这里要区别对待，不能一概而论。健康的、年龄较长的初产妇，在正确的时间——孕36周以后生宝宝的概率更高。有意思的是，伴侣关系和谐的女性很少会经历早产。

为了避免宝宝早产，我可以做些什么？

早产的一个重要原因是阴道感染，子宫内的细菌增加。根据测出的pH值，医生可以判断出你的分离环境发生了改变，因此你应该检视下你的日常职业生活。如果运动、放松和饮食和谐，那么患孕期糖尿病和高血压的风险就会降低。这两种疾病都可能导致早产。

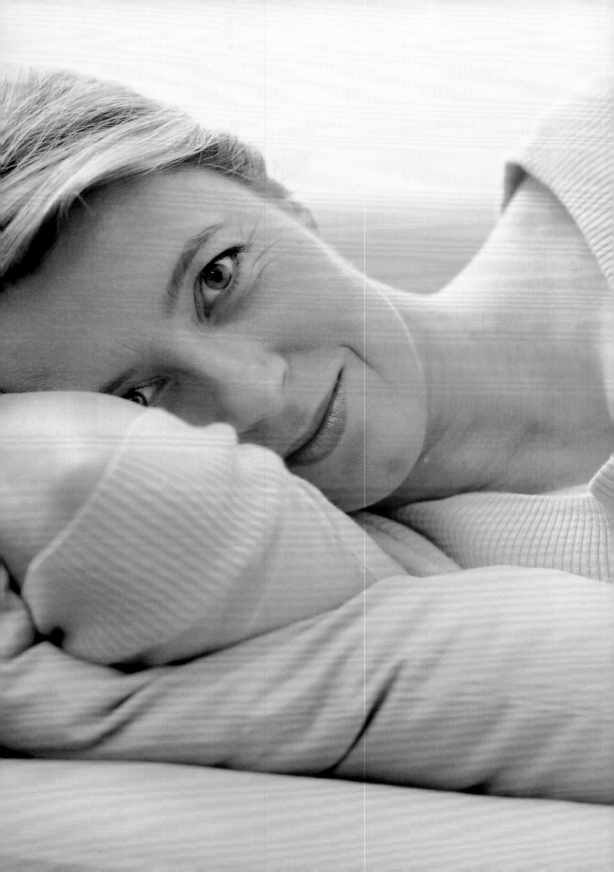

为了你的身体健康

怀孕相当于生一次小病，而且不仅仅指35岁以上的女性。相对于其他"疑难杂症"，你应该调整好心态去享受这个过程。

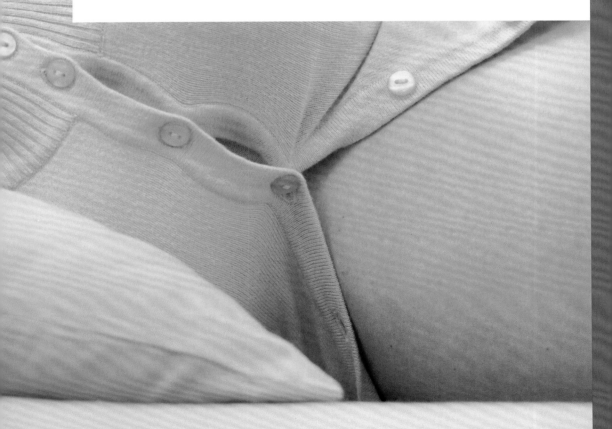

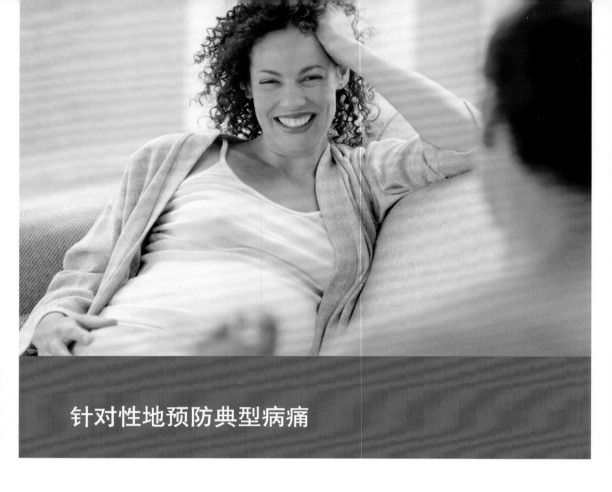

针对性地预防典型病痛

随着宝宝的长大，伴随而来的是频繁的疲劳和晨起时的恶心等并发症。有时还会有静脉曲张、小便失禁和背痛等病症。35 岁以上的女性之所以统计出较高的风险会患这些典型病症，原因并不在于晚育，而是之前已经有这些问题，只是怀孕期间加重了。

除了上述孕期不适症状，不健康的生活习惯和常年缺乏运动会更早显现其后果。比起现在忧心忡忡地去痛苦地思考这些，你更应该将精力用于关注自己的身体，因为你根本没有任何理由去想那些恐怖的场景，如厚厚的、青色的静脉曲张血管，或持久的便秘。你可以把不适症状设想为跟自己建立联系的完美动机。这样能保障你没有恐惧，集中享受孕期的美好时光。请把怀孕当成一股青春之泉，从现在开始，你就要爱意满满地照顾好你的身体了。

麻烦的并发症

在怀孕的最初几个月，大多数孕妇都会有些不适，这跟年龄无关。比如深度疲劳，让你很难像往常一样工作或生活。此外，许多人都伴随着痛苦的恶心感，严重的情况下还会呕吐。35 岁以上的女性通常希望在怀孕满三个月时再公布这个好消息，所以在一些可比较的情境下，你通常需要在职业中做出"打落牙齿和血吞并坚持到底"的战略部署。但你在疲劳的情况下，千万不要去犯证明自己行动力的错误。反之，正因为你怀孕了，所以应该找一条新的、更为舒适的道路。

虚弱和疲倦

许多女性会经历约三个月的嗜睡状态。你要顺应这种需求，因为你的身体已经达到了最高负荷。试着尽可能睡觉时戴帽子，哪怕只有一刻钟。按照老说法，这是"打盹"，新说法把它称为"有效的打盹"。

这是很好的第一时间的带娃训练，因为你之后的夜里总是需要给宝宝哺乳或者喂食。最好在怀孕的第一阶段和第三阶段养成早早上床的习惯，根据助产士的经验，35 岁以上的女性需要比年轻女性更多的睡眠。你若是顺应自己的睡眠需求，就能恢复得更好、更快。也许你的疲劳有一部分是根植

接受它是有好处的

接受不舒服是值得的，因为至少在生产时会证明它的价值。日常生活中带宝宝也同样如此，因为光是他们外在的对饮食、休息、关爱和更换尿布的需求，就会使你经历许许多多的情境。与其抱怨，还不如接受。

于你以往的生活习惯，你在怀孕期间戒掉了它们，比如说喝过量的咖啡。

咖啡该没收吗？

咖啡是一种真实的兴奋剂。职业女性很多都依赖它，根据传统，在开会或者工间休息的时候都有咖啡提供。你要问一下自己，怀孕前每天喝的咖啡或绿茶有多少。可允许的范围是一天一到两杯含咖啡因的饮品，这样就不会伤害宝宝。

大多数女性都知道这点，并会做出合适的应对。如果你允许这些"被没收"，或者你将身体调整为少接触咖啡因之类的刺激物，这是很好的。如果你作为孕妇还未有意识地做

耳朵针灸可以缓解许多痛苦。如果你早孕阶段跟助产士接触过，可以让她为你实施耳朵针灸。

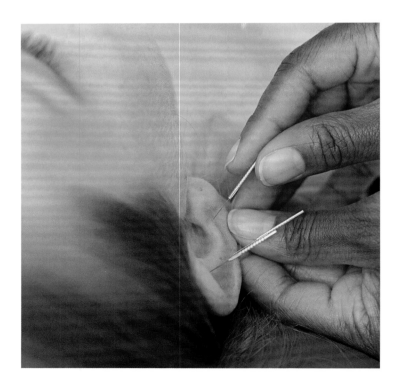

到这点，那就采取顺势疗法吧，它不会"允许"你喝含咖啡因的饮品。

听来自我国的说法

在西方医学中，关于 35 岁以上孕妇有部分人比年轻孕妇更容易感到疲劳这一现象迄今并没有明确的答案。中国传统的中医学知识（TCM）对此则见怪不怪。他们的观点是，肾脏能量（即原始精华，因为根据中医，肾脏是生命能量的大本营）随着年龄的增长是逐渐减少的。剩下的储备会消耗得更快，由此导致的能量缺乏就会造成持续的疲劳和精力衰竭。但你不必因此感到沮丧，因为中医提供了一些有效的治疗方法，你可以把它们当作预防措施。

> 针灸 / 指压（详询你的助产士）。

> 积极的运动（气功或瑜伽）。

> 食疗（见 85 页）。

这些疗法可以有针对性地平衡能量亏损。你整个人会觉得更放松、更有活力，同时更有力量。这些疗法也会让你以最佳状态迎来之后的生产。

指压可激活自我疗愈能力

指压是源自日本的治疗方法。顾名思义就是用手指压。它对孕期不适症的治疗是很有效的。指压需要运用到与身体合一的能量，也就是所谓的"气"。根据东方的观点，气是在

这样增强你的肾脏能量

> 保持你的背部下方温暖，即使夏天也如此。用毛巾裹在臀部有很好的效果。

> 多喝水，对肾有好处。

> 避免冷饮或生的、未加工的食物。尽可能用温暖的食物替代，比如用安全方式加工的鸡汤。

> 吃健康的甜食。何不来点八宝粥或苹果酱？

身体里流动的。如果气流动畅通，我们就会觉得舒服。孕期不适就是一种体内气受阻或衰弱的标志。指压疗法能发现这种阻滞并尽可能地释放它。身体会获得有针对性的脉冲，以便激活自我疗愈力。

大桥亘（Wataru Ohashi）是蜚声国际的指压疗法大师和导师，他建议准爸爸也接受些简单的技能培训，从而可以缓解准妈妈的痛苦。此外，伴侣这种积极的帮助也会增强孕期共同的责任感，这绝对是迈入三口之家的好开端。

集优帮助锦囊

生姜有大能量。在周末集市、有机商店及大型超市，几乎到处都可以买到新鲜的姜块。注意要选质量好的。生姜赋予食物一种新鲜的、水果味的口感。它跟汤是很好的搭配，在现代饮食中也可用于加工餐后点心。用热水可冲姜茶，或者在夏天调和些蜂蜜，可做成生姜柠檬茶。生姜的使用形式有很多种。在中医中，生姜是赋予力量的香料。西方研究者证实，生姜可以对抗恶心。从现在起，你可常备一块生姜放在冰箱的蔬菜格中。

恶心——一种小疾病

恶心是排行第二的不适症状，它与年龄无关，许多女性在清晨或只在孕早期会有这种症状。起床前吃点早餐能提高血糖水平、缓解恶心，或者也可以少吃多餐。

幸运的是，你不需要担心宝宝，因为尽管你有恶心的症状，他还是会获得所有生长发育所需的营养。一些助产士也会建议你做胃部经线针灸。如果你觉得特别恶心，这至少也是种尝试。如有疑虑，请咨询下医生。恶心、呕吐、厌恶烟味，甚至开始讨厌曾经喜欢的红酒味也有它积极的一面，因为它保护你在敏感的孕早期自动隔绝有害的物质。

痔疮、静脉曲张

孕期的身体需要最大的供给，因此血管会扩张。结果就是血液流动变慢，因为有了子宫这个障碍，血液更难被输送到心脏。后果就是静脉，也就是腿部和下腹部消耗的血液淤堵。因孕期黄体酮的作用伴随的肌肉松弛可能导致腿部静脉曲张，以及私密部位的痔疮。家族遗传、超重或者久站会增加血管堵塞的风险，极少数会导致可怕的血栓。根据一些研究，35岁以上孕妇患血栓的风险更大。这里先简单回顾一下其中的一项研究，以免你对血栓感到恐惧。

美国达勒姆的杜克大学发现，35岁以上的孕妇患血栓的风险比年轻孕妇要高出38%。如果详细地探究，可以确定的是，"年龄"只是众多因素中的一个，科学家并没有在不考虑年龄的前提下过滤掉那些健康的、完全没有风险的孕妇。这38%孕妇里面包括那些有先期疾病的女性，因此提高了患血栓的比例。

预防静脉曲张和血栓

并非所有35岁或35岁以上的孕妇患静脉曲张的风险都一样。那些之前就患有静脉曲张、超重、工作繁忙、很少运动、站立过多或者有家族血栓史的女性都应该找妇科医生诊断一下个人风险，并寻求适当的解决方案，如防静脉曲张袜。对于其他女性，普通的防止静脉曲张和血栓的预防措施就够用了（见80页）。

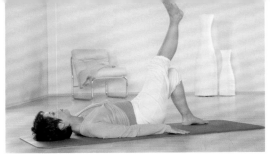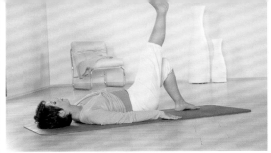

只要你能躺平，就可以做
这项运动。大概从怀孕6
个月起，你可以只做侧面
或者站着做。

> 尽可能频繁地抬高脚。

> 穿平底鞋。

> 不要跷二郎腿。

> 用冷热水交替冲腿。

> 经常刺激血液循环，如下面所述的动作。

练习：刺激血液循环

> 平躺，双腿打开。一条腿抬起（见左图）。

> 弓脚绷脚交替进行 12 次，接着沿顺时针和逆时针两个
方向划圈。

> 脚尖最大程度绷紧，保持三个呼吸的时间（见右图）。

> 接着放松腿部，换另一条腿进行。

演变版：如果你已经不能很好地躺下，则可以站着做类似
动作。

> 用脚尖或者前脚掌站立，踮起脚然后再回到地板上，交
替进行。

小腿后部肌肉的张紧会把静脉中的血液压到心脏处，这
样血液就不会堵塞了。

避免血淤和痔疮

除了静脉血管的淤堵，孕期的肠道运动也会减缓。为此，
食物会更长时间地滞留在腹部。放屁多、胃部胀气就是它导

致的后果。它也可能导致恼人的持续便秘。如果每次排便都很用力，肛门附近的环形血管就会被挤出来，从而形成便秘的特征。你可以感觉到肛门处又痒又痛，或者擦拭的时候会在纸上看到少量血。35 岁以上的女性孕期便秘的情况并不少见，只是有时候没有注意到。导致便秘的原因有很多。我们的生活方式，如较少运动、吃大量快餐等，或者吃太多高热量的食物都容易引发便秘。无论如何，预防是很重要的。最重要的方法就是多喝水、健康饮食。因为液体和水果蔬菜中包含的植物纤维能够缓解便秘，软化大便。

延伸阅读：痔疮

痔疮带来的影响各不相同。在最开始阶段它往往不被注意，但却是最容易治疗的时候。请时刻预防和及时治疗！

> 1度：轻微鼓包，外表看不出来。

> 2度：鼓包翻转到外面，但能自己缩回去。

> 3度：鼓包停在外面，但用手压能压回去。

> 4度：节状鼓包可从外面持续触摸到。

如果你已经有这样的问题，用橡树粉（是一种人工合成的粉末）坐浴会有帮助，或者在肛门处涂抹具有镇静效果的软膏。使用一块纱布或者干净的毛巾，把叠好的小冰块包裹起来，外面敷上药店买来的痔疮膏。这样可以缓解剧烈的疼痛。但长久来看，你应该遵循以下卫生习惯：

> 大便前后用软膏（如凡士林）润滑肛门区域。

> 用水清洁，不要用干厕纸。

注意：一些湿巾产品会包含刺激皮肤的添加剂。因此，简单的清水是最好的。痔疮往往与结缔组织较弱有关，所以持续的盆底训练是很好的预防措施之一（练习方法见 83 ~ 84 页）。该练习也同时作用到肛门括约肌。

不给失禁留任何机会

许多女性已经注意到怀孕后身体上的一些细微变化，其中就包括频繁上厕所。这都是头三个月的激素作祟。在孕晚期，增大的子宫会压迫膀胱，导致少量的尿也会产生"我必须去上厕所"的感觉，有时可能只有一滴尿。许多35岁以上的女性会因为这点小麻烦而恐慌，觉得自己要像那些年老失禁的女性一样穿上带棉垫的内裤了。但是只有当你在大小便、抬重物或者咳嗽时出现不受控制的排尿，才能称为小便失禁（A度）。尿道短时间内不能承受腹部增加的压力而张开。孕期不需要对此感到惊讶，跟年龄无关，因为宝宝对尿道造成的压力比以往都要大。可惜的是，许多女性一直到产后修复时才留意到骨盆处这块秘密的、令人兴奋的肌肉。你可以把轻度的失禁简单地作为一种身体信号，促使你去感受盆底这块区域。从"性练习"的意义上来说，你也有机会更多地去了解这块对于爱爱来说也很重要的肌肉。

失禁的风险因素

英国和澳大利亚的多项研究对孕妇的年龄进行了更准确的分析，由此发现：产后失禁的最大风险因素并不是通常所说的孕妇年龄，而是你孕前是否已经有这样的问题。与这一结果相呼应的是，美国哈佛医学院的研究人员证实，37~54岁的女性有43%受失禁的困扰。增加其风险的因素包括年龄、体重、吸烟及2型糖尿病。你不能改变年龄，但是大多数风险因素是可以规避的。

无怪乎在性用品商店会有很多的球体和锥体出售，它们跟医生在女性怀孕后和哺乳期用来增强盆底力量以便治疗失禁的器具类似。

下面会介绍一些简单的练习，不需要用到球体和锥体。

盆底的有趣力量

支撑内部器官和脊柱是盆底的任务

之一，因此盆底训练是非常重要的，与是否怀孕无关。越忽视这项练习，你在孕期所受的痛苦就越明显。年龄也是一个重要因素。

只有极少数孕妇知道，痔疮、失禁和背痛相互之间是有关联的。其中相关联的环节就是盆底。这块肌肉会把整个骨盆连同你的器官和背部下方置于一个稳定的位置。膀胱和肛门被它包裹着，只要肌肉力量足够强大，它们就能保持良好的运转状态。

如果你没有时间练习，那么你无论如何都要在日常生活或背部肌肉训练（见 97 页）中注意，运动前要把骨盆张紧。比如当你举起洗衣筐或者文件时，你应该：先张紧骨盆，然后用这股力量挺直背部站起来。你会发现，盆底激活后，你的动作会轻松许多。肚子越大，你通过盆底力量所获得的好处就越多。这里同样有过犹不及的隐患：如果你能感受到盆底并且运动时能张紧，那你整个孕期保持这样的水平就可以。过量的练习会引起疼痛。

除了盆底训练，你也应该试着控制体重。因为超重对盆底也是额外的负担，是产生大量孕期疾病的风险因素之一，如失禁和痔疮。

盆底的训练是有趣的、有感觉的、有意义的，请跟着我们做起来：

建议

因缺乏盆底训练，你的身体直到绝经期都会付出代价，膀胱即使在产后也不能有效工作。随着50岁左右激素的改变，膀胱的肌肉群会进一步衰弱。这种衰弱会导致失禁。

所以，你要及时训练盆底！

练习 1：第一次接触（外部肌肉层）

> 把一只手放在会阴处，即排泄出口及之后的区域。请认

你可以感觉到盆底肌肉群，但是看不到：外层见上图，中层见中图，内层见下图。

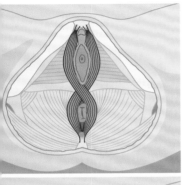

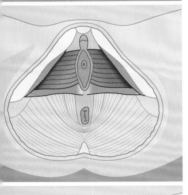

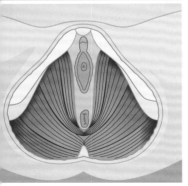

真地观察，在此过程中皱起眉毛。你有没有感觉到会阴有一点绷紧？

> 现在，试着用内部的肌肉力量始终轻柔地收缩会阴和阴道，然后松开，就像伸展眉毛一样。大腿和臀部保持放松。最开始，这些练习就已足够。

练习2：充满力量感的坐姿（中层肌肉）

> 坐在椅子的边缘。把左右两手放在臀部下面。你感觉到像骨头一样硬邦邦的地方就是坐骨。手只是用来更好地感受坐骨运动的辅助。当然你也可以不用手。就像上个练习一样绷紧会阴。

> 第二步，试着将两边坐骨收紧。通过这种收紧，从骨盆延伸的脊柱就挺直了。

最开始，你只需进行这种收紧、放松并再次收紧的练习几秒钟。时间久了，尤其是怀孕后，你可以收紧更长时间。

练习3：针对有经验者（内部肌肉层）

> 当你做完练习1和练习2时，想象一下盆底还在继续往里往高处缩紧。你可以想象一部电梯。

最好是在专业指导下训练盆底的内部肌肉层，也就是在分娩准备时，或者最晚在产后修复时。

你的健康支柱

有效的营养和足够的运动在孕期非常重要。你可以通过以下问题来找到方向。

我对甜食兴趣很大，该怎么办？

许多女性都说她们在怀孕初期毫无顾忌地吃甜食。从西方的角度来看，这是一种欲望。熟悉中医学的人知道，嗜好甜食会对怀孕有很重要的影响。这种需求是没问题的，但是请不要吃那些人工合成的糖类。最好食用以下食物中包含的天然糖类：所有的粮食作物如小米、燕麦、大米，与干果及坚果搭配；蔬菜，如胡萝卜、茴香、南瓜、带豆荚的绿色豆类。可以往里面加一勺蜂蜜。

关于消化问题有什么建议？

来一顿温暖的早餐：吃些黄油，泡点燕麦片，然后吃一些水果（如苹果、梨）、葡萄干、坚果，要时不时地喝口热水。水中可加入一小把盐、肉桂粉，也可根据个人口味添加些生姜。如果你更喜欢吃甜的，则用甜一点的水果跟香草或蜂蜜一起搅拌。

重点：每十分钟就要补充点水分，这样有助于消化。

我有孕期疾病，还能进行体育锻炼吗？

即使你很喜欢运动，当患有孕期疾病时，也要跟医生或治疗专家沟通后再进行。

基本点是：适度运动永远是最重要的，但如果觉得肚子变硬，就需要休息一下。对 20000 名女性的调查表明，那些日常大量运动的女性患孕期糖尿病的风险比其他只做少量运动的女性要低 23%。

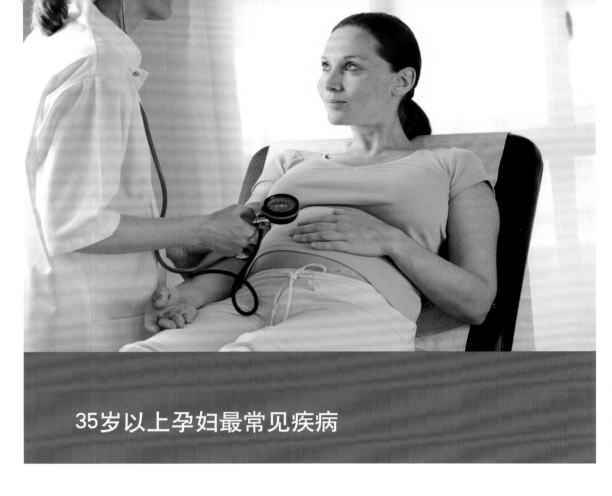

35岁以上孕妇最常见疾病

怀孕是对身体的挑战，始终要预防新的状况。首先，疾病跟年龄没有任何关系。有部分35岁以上的女性已经有一些问题，这些问题在孕期更加严重了，比如血压值和血糖值升高。但你还是要充满希望，因为患这些疾病的人只是孕妇中的一小部分。

在高血压的压力下

血压值超过140/90属于异常，被称为"孕期高血压"。大多数患有此病的女性都感觉不出来，只有产检时通过有针对性的测量才能发现血压值升高。成因目前尚不清楚，推测是在流产或感染后子宫内部黏膜受到了伤害，使胎盘的血液循环减弱。母体的血压试图去对抗这种现象，因此就上升了。

此外，新的说法有，免疫抗体遭到干扰或者血液凝固也可能导致该疾病。

高血压的后果

血压升高可能会对肾脏器官造成损害并排出蛋白质，这就是医学上所说的"先兆子痫"，但基于现代产科学，这一现象已经极少出现。此外，血压升高也可能导致水肿，尤其是手部和面部，使得体重出现明显增长，每周增加超过 500 克。与此相比，孕晚期的晚上出现脚肿是再正常不过了。如果不做治疗，或者没有发现，患有水肿的高血压孕妇可能会发生痉挛，也就是所谓的惊厥。有危险的惊厥有以下警示特征：

> 头痛变频繁。

> 眩晕，内心不安。

> 视力减退。

> 上腹部疼痛。

> 恶心。

如你出现上述症状中的一条，应给医生或助产士打电话，询问他们的意见。避免情绪激动，远离绚丽的灯光和电视！

走在高血压之前

> 要吃得健康（见 99 页），因为营养缺乏也是高血压的成

为保险起见，要反复检查

根据最新的情况，较年长的孕妇在孕22~24周额外再做一次复查是很有必要的。这样一来，高危患者（如那些子宫机能有障碍的孕妇）能够及时地发现问题并得到更好的监控。在这种超声波下，子宫内的血液流动是用颜色显示出来的，清晰可见。请向你的医生和助产士咨询相关信息。

因之一。尤其推荐应季的蔬菜和水果，蔬菜最好是煮熟的。调整为少盐饮食或喝排水肿的茶，这种行为已经过时了。如今的助产士建议孕妇用米饭代替土豆，并且吃蛋白质丰富的食物。

> 避免自己一个人面对压力。降低对自己的要求，更轻松的你会更完美。修葺屋子、拼命地完成项目或者结婚并非当前状态下你的正确选择。

血压已经升高了吗？

如果是这种情况，医生会对你进行更频繁的监控，并根据病情的严重程度采取医学手段。以下作为补充，你可以自己完成：

> 照顾好自己。从现在起不要再做体力活！如觉得不对劲，可让医生给你开药，甚至聘请家政助理。

> 向助产士咨询顺势疗法。

> 尝试着在香薰炉中滴一些薰衣草或依兰香精，感觉一下是不是更舒服一些。它们能降低血压。

如果血糖不正常

因为怀孕的特殊状况，新陈代谢会发生变化，你现在需要两到三倍的胰岛素——一种身体自带的胰腺激素，以便升高的血糖能降到健康的水平。胰岛素在怀孕期间作用会减弱。这种正常的胰岛素阻力导致的后果是，必须分泌更多的胰岛素。有 10% ~ 15% 的孕妇不能够满足自身分泌更多胰岛素的需求。如果是这种情况，就会发生孕期糖尿病，意味着血糖病态升高。宝宝会受到影响，像妈妈一样，会分泌更多的胰岛素，因此会比正常宝宝要大。

怀孕期间要重视碳水化合物的摄入量。面包、面条、土豆和米饭等食物会打破你的血糖平衡。你应选择蛋白质含量高的食物如奶酪、酸奶和鸡蛋，穿插着吃些肉或鱼。

治疗方法

如果升高的血压没有下降，对母亲和宝宝都可能造成严重的后果。35 岁以上的女性比年轻女性患妊娠期糖尿病的风险更高。这种形式的糖尿病与你所了解的成年糖尿病无关。通常妊娠期糖尿病发生在孕期过半时，因为那个时候胰岛素的作用会明显减弱。生产后异常的新陈代谢会不断地自我调节。

通过尿检不能充分得出有限的葡萄糖耐受度——也就是妊娠期糖尿病的前期。

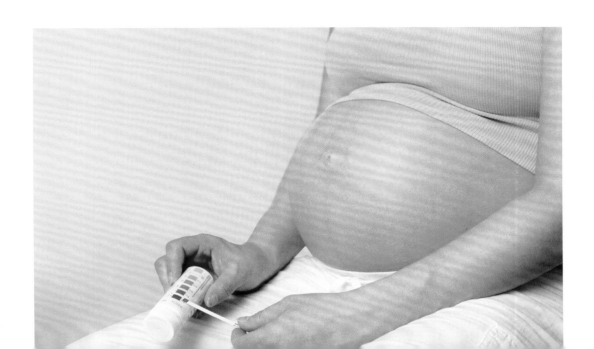

根据位于波鸿的德国糖尿病协会的建议，所有孕妇，不光是 35 岁以上的孕妇，在孕 24 ～ 28 周都必须到医院接受一个简短测试。因为大多数孕妇都不会注意到身体的变化，更别提有不适症状了。只有极少数人会有反应，如极度口渴、排尿增多或阴道频发顽固的霉菌感染等。

在这项测试中，你需要饮用 50 克溶解在水里的葡萄糖，很甜，口感不好。一小时后会采集你的一滴手指血。从中检测出来的血糖应低于 140mg/dl。如果超过这个值，则需要另约时间做葡萄糖耐受度的测试（oGTT）。

建议

有针对性地测定血糖水平

35 岁以上的女性不能单靠尿检来判断血糖值。产科和糖尿病专业协会指出，尿检的可信度很低。只有通过有针对性的血糖测定才能确诊糖尿病。该测试必须由医生来安排。

oGTT 测试

在做测试的等待时间里，你可以静静地坐着，可以利用这段时间读一本好书。时间到了你必须空腹到医生那里，立即测定第一次的血液值。如果测出来指数太高，就可判定为糖尿病。但是正常的血糖和病态的血糖之间的界限在孕期是变动的，所以大多数女性都要做扩展测试。你要喝下比简短测试中剂量更多的葡萄糖溶液。过一小时抽一次血，再过一小时再抽一次。如果三次中有两次的血糖值都超过界限，则可确诊为妊娠期糖尿病。如果三次中只有一次异常，医生会判定为有限的糖耐度。这种情况下需要两周后再重测一次。

利用好结果出来前的这段时间

在最终警报解除前，都应遵循针对糖尿病患者的一些建议。即便最终的结果是阴性，也就是说你并非糖尿病患者，你这样做也没有错。

> 调整饮食。最要紧的是食用有营养、少脂肪、少糖
  的食物。每天饮食要有节制，摄入的卡路里限制在
  2000 ~ 2300 千卡，最好每天吃五六顿，少吃多餐。更
  多关于营养的信息请参考"这样吃才健康"章节（从 99
  页起）。

> 从现在开始做运动（从 92 页起）。因为有规律的身体活
  动可以降低血糖——在用药的情况下。

好消息是：在有妊娠期糖尿病的女性中，有 80% 采取上
述两种方法就够了。剩下的 20% 必须在生产前额外注射胰岛
素——生完后就好了。期间请找一位糖尿病学方面的专家咨
询。为安全起见，生产时找一家配有良好的新生儿医疗护理
的医院。相关的地址可从医生处得知。

诊断的最佳机会

不接受治疗的妊娠期糖尿病对你和宝宝都是有危险的。
如果血糖值再次回到绿色区域，就意味着没有问题了。因此，
及时了解相关情况也是很重要的。但是找谁检查，多久做一
次血糖检测还没有一个官方标准。请咨询医生或助产士，是
否有必要在孕 32 ~ 34 周再做一次简短测试（见 90 页）。如
果你有超重、高血压、早产或家族糖尿病等情况时，再做一
次测试还是很有必要的。

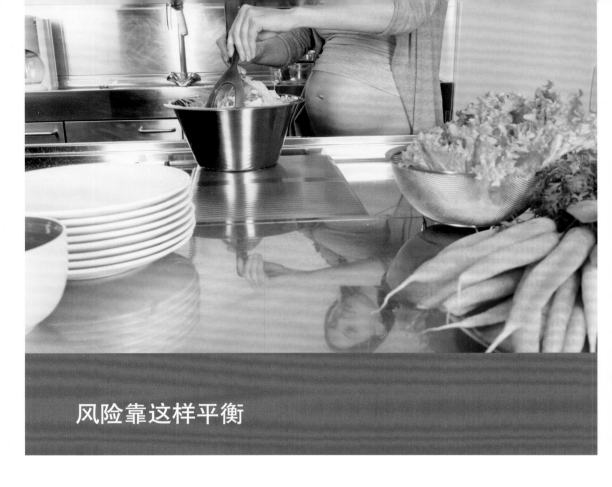

风险靠这样平衡

运动和饮食为 35 岁以上孕妇提供了保持健康的机会。虽然从数据来看，她们患高血压、背痛等不适症的风险更高，但只要做到规律产检，并且多加注意，就能安心享受接下来 9 个月的特殊时期。请把握这样的机会，过上健康的生活，正如你从以下几页中读到的那样。

运动起来吧

位于科隆的德国体育高校通过调查发现，76% 的女性在怀孕期间比怀孕前从事的运动减少。其中并不涉及任何医疗方面的原因，也就是说是在没有任何状况的前提下。最重要的是，她们不知道需要做多少运动，能够做哪些运动，才不会伤害到宝宝。35 岁以上的女性考虑的角度跟年轻女性又不一样，但还是有一些清晰的准则可以提供导向，关键的是你在孕前会做多少运动。有良好运动习惯的人可以继续运动。之前就不积极运动的人，只要骑自行车或者游泳就够了，目的是保持体形或者塑形。

要适量控制

在怀孕的第二、第三阶段，大部分女性会将自己封闭起来，因为随着肚子越来越大，她们的行动会受到越来越多的限制。但其实在第一阶段，你已经能够发现身体的变化，这与你的年龄和是否运动无关，比如心跳加快、耗氧量增加等。你会很快觉得气喘。此外，血糖升高，并由此导致用于调节的激素即胰岛素增加。当你保持惯常的运动量时很快出现低血糖症状，如感觉乏力、膝盖发软。

另外一个重要的变化是肌腱和韧带的水肿，导致所有的关节都变得不太稳定。对于那些很少运动的 35 岁以上的女性，日常活动中都要注意，不要发生关节半月板损伤。在锻炼或活动中要注意以下事项：

> 每天饮用至少 2 ～ 3 升水。一大壶你最爱的茶（不包括薄荷、马鞭草，见 118 页），加点蜂蜜，再加上 1.5 升纯水，就能满足你一整天的需求了。许多女性都偏好纯水，因为碳酸水很容易导致胃灼热或腹胀。

建议

在日常生活中加一把劲

一些女性既没有时间也没有进行体育锻炼的正确动机。这也无妨,但你还是应该在日常生活中加一把劲。用爬楼梯代替电梯,站着打电话,商量事情时用散步代替喝咖啡,或者有意识地走快点。多利用你的发明创造精神吧!比如:为什么要使用厨房电器呢?传统的擦拭能更锻炼你的手臂肌肉。

> 提前一小时吃点带糖分的轻食,如含有新鲜水果和果汁的混合麦片。

> 葡萄或坚果能迅速补充能量。

> 心跳频率能表明你的临界点,因此也要好好重视。

孕期运动的黄金法则

> 很简单,走路!在你所能承受的范围内练习。如果不确定,可以测量脉搏。30 ~ 39 岁的孕妇,心跳频率为 130 ~ 145 次 / 分,40 岁以上孕妇则为 125 ~ 140 次 / 分。

> 要清楚什么该做!找医生咨询孕期有哪些活动需要受到限制,个人需要注意些什么。

> 和业余活动的压力说再见!通常还会有许多令人心动的课程提供给孕妇,提醒你还要学些什么。这是错误的!你只需选择一门课在家继续学习就好了。你可以在此期间掌握健康要领,让你在产后继续受益。

你的依靠

仍然有许多人认为,不复杂的怀孕过程必须完美无缺,没有病痛。即使有病痛,他们也自动归结为年龄造成的,尤其是你已经过了 35 岁。这里指的是背痛,也是困扰大部分孕妇的症状。许多女性(当然还有男性)随着年龄的增长,背

整骨疗法治背痛

背痛是可治疗的，例如整骨疗法。这是一种在美国、法国、英国久负盛名的治疗手段，在德国也越来越为人熟知。整骨师用手能摸到堵塞的血管和异常，并温柔地疏导，使其恢复正常。整骨研究院在一项受到监测的调查中发现，该方法能有效治疗孕妇的背痛或骨盆痛。

痛会加剧。原因是大量的、支撑你背部的神经没有得到多方面的锻炼。这些神经就像一件紧身衣，支撑你的脊柱保持在最佳位置。孕期宝宝的头部会压迫你的骶骨，你的背部必须额外承受子宫和宝宝的重量。腹部肌肉所起到的作用很有限，因为它们会首先膨胀。此外，脊柱关节周围的韧带会因激素的作用而松弛。未经过锻炼或者有背部问题的人怀孕时会倾向于屈服前面拉伸的重量，导致腰椎突出。这是一种很容易导致背痛的姿势，另外还会引起膝盖和脚部问题。

为了在孕期保持你的背部健康，让它在产后背负超过3千克的宝宝时也能保持稳定和有力，你最好从现在起同时执行以下两种方案：

1. 自己有意识地放松。

2. 建立肌肉力量。

自己有意识地放松

试着每天至少放松一次背部肌肉群。这能为你的背部肌肉训练做好最充分的准备，对你的精神状态也有好处。因为只有当肌肉完全放松时，它们才能最大程度地再次收紧。经证实，放松可以促进肌肉组织的血液循环，由此可产生充足的氧气，这是新陈代谢过程中最重要的能量供给。这是让你放松背部肌肉群的足够充分的理由。

你自己能做什么

> 保持温暖。你可以使用樱桃籽枕头（在药店或改良食品商店均可买到）、热水瓶、棉被或者浴缸。

> 怀孕是学习冥想放松的好时机，最好是在专业指导下。将自生训练、雅各布森肌肉松弛术、禅宗冥想、瑜伽或者气功等结合起来是非常好的。

> 学习休息的艺术。每天要重复进行短暂的休息。带有一些蜂蜜味道的甘草茶也能帮助你保持真正的静坐状态或内心的平静。

> 爱惜你的背部。抬重物、过度弯腰、穿高跟鞋都应该禁止，立刻停止。

你的伴侣能做什么

> 请他承担所有的重活，比如周末的大宗采购、拖饮料箱、抱小孩，等等。

> 如果他能在睡前对你做些背部按摩，那将是很令人感动的。请他这样做吧，也许他很乐意呢。这套舒服的按摩是这样做的：你侧躺下来，也可以在双膝之间夹个枕头，这样能减轻背部的负担。最舒服的按摩是用预先温热的按摩油温柔地按摩。你可以把整瓶油放入一盆热水中，放入热水瓶也可以。如果你的伴侣对按摩没有经验，可以向助产士请教，让她来指导。

小贴士：身子底下要垫块毛巾，因为侧躺时按摩油容易滴下来。

建立肌肉力量

宝宝出生时的重量通常是 3 ～ 4 千克，每个月他们的重量都在增加。哺乳时你要用宽厚的背部肌肉托起他，你要抱着他走一圈又一圈。当他哭喊时，你要把他一遍遍地从小床上抱起来。产后你的体力消耗也会达到最大。做这些事情时很难让背部放松。你如果曾经有过把儿童座椅抬上车的经历，就可以感受到了。从现在开始练习下面的两组基础动作吧，同时要牢记孕期运动的黄金法则（见 94 页）。

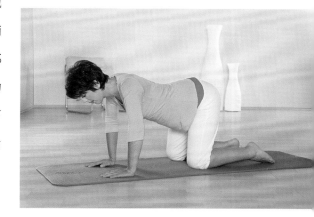

练习 1

通过下面的动作你可以立刻感觉到背部的放松，让所有椎骨归位，并促进脊椎的灵活性。

> 呈四脚板凳式。手放在肩膀正下方，微微朝里。注意，身体重量在四个方向都要分配均匀。

> 有意识地放松盆底。下方背部下沉到腰椎凸出处。上方脊柱呈波浪形隆起。头部朝前放松(上方)，呼气。

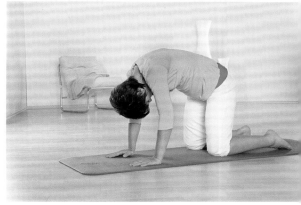

该姿势也很适合于生产，它能让你更放松，帮助你节省力气。

> 保持自己的节奏，随着下次呼吸收紧盆底，带动下背部一起，呈现一个完美、圆润的猫弓背式。头部最大可能地下垂，直到与身体形成一道圆润的线条（见 97 页图）。
> 重复这组动作，直到你感到轻松和舒适。最灵活的情况是脊柱能轻松地、如水一般地流动。

重点：要始终保持轻松的状态，不要使用原生力。

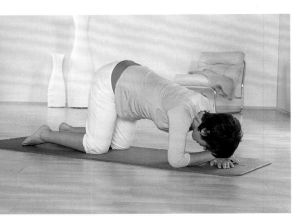

练习 2

做完四脚板凳式，你还可以进行后续练习。这组练习能产生你又重又大的肚子的反向力，能增强你的背部肌肉。

> 呈桌式，也就是说你的背首先要保持水平。将小臂交叠，头枕在上面。背部现在形成一个斜度。

> 沿着左腿方向延长这个斜度，把左腿慢慢伸直，往后往上抬高。保持几秒钟，再将腿放回初始位置。两腿交替做这一动作多次。

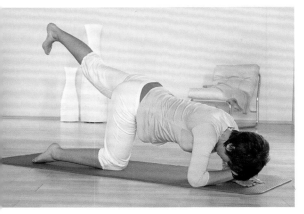

上述姿势有助于你放松沉甸甸的肚子，尤其是在孕晚期。

后面你可以每次把腿再往上往后伸长一两厘米。向上时盆底收紧，向下时轻微放松。

小贴士：呈四脚板凳姿势时，你可以让骨盆轻轻打圈来放松——就好像有一支毛笔位于你屁股下，你在用它来作画。

要吃得健康

健康的饮食非常重要，东方人认为，健康的饮食是有疗效的，但是好的想法经常败给现实。你不只要调整私人饮食，也要调整工作餐。35 岁以上的女性经常会忘了这一点。要想办法解决。健康的身体会因此感激你的。你现在需要的是高质量的食物，如有必要，就从家里带吧。如果食堂伙食不够健康，那种老式的饭盒可以再次拿出来用了。也可以顺便带些生食、坚果或水果，以备你想吃零食的时候吃。当然前提是你有工间休息，你现在的消化系统可接受不了狼吞虎咽!

愉快地保持体重平衡

许多孕妇会问，体形在生完宝宝后是否还能保持，尤其是那些在整个孕期始终注意这方面问题的孕妇，她们会在"现在我终于可以……"这样的口腹之欲和"我可不想变胖……"这样的担忧中摇摆（请看 105 页"你可以拥有一个美丽的圆肚皮"）。你必须真正适应持续增大的肚子和乳房。虽然不要抱有节食的想法，但也不要反其道而行之。那些觉得自己在孕期就能够大吃大喝的人，最后对自己也没什么好处。吃些自己喜欢吃的营养丰富、有害物质少的食物，但不要吃两个人的分量。怀孕初期，你对营养的需求是增加了，但对卡路里的需求并没有增加。

卡路里的计算

在孕中期，卡路里的需求会缓慢增长：普通人是每天

建议

先把你的体重秤暂时搁一边吧。每周增加的公斤数会有很大的波动，因为体重并不是按照平均值直线增长的。你只要在每个月产检时称一下体重就可以了。

2000 千卡，从怀孕第 4 个月起大约 2300 千卡。之间的差别相当于一份混合麦片（酸奶、燕麦、半个橙子和几粒坚果）或者一片抹了黄油和奶酪的面包。你的体重每周会增加 300 ～ 400 克。

孕晚期卡路里的消耗会急剧增加。在这一阶段，你体内堆积的水分也会变多，所以体重会每周增加 400 ～ 500 克。从医学角度考虑，建议你的体重在孕中期持续增加，但不要过多或突然地增加，否则很可能是患病的征兆（比如 87 页提到的先兆子痫）。

这些综合性的数据只是参考值，在个体身上会有很大差异。如果有女性在来月经前会变重，那她在孕期的体重增加值可能会大于平均值；也有部分女性对激素变化的反应会比其他人强烈，她的体重就会较少增加。此外，季节也是一个因素，人在冬天比在夏天需要更多卡路里来保暖。还有，不管是母亲还是宝宝，体重增加都是分阶段的，这也就解释了为什么每周增加的体重值会有较大波动。不要因此而感到不安。

对 Ω-3 脂肪酸的怀疑

如今总是不断地有流言或建议出现，说孕妇应额外补充 Ω-3 脂肪酸，这会对宝宝未来的大脑产生积极影响。消费者中心的专家对此表示怀疑。

维生素和矿物质

根据位于波鸿的德国饮食协会 2000 年的饮食报告，25 ～ 51 岁未怀孕的女性很多都缺乏所谓的微量营养素。其中包括维生素、矿物质和微量元素。这些微量营养素在体内的吸收可能是受到了避孕药的阻碍——几乎一半接受调查的女性都在服用避孕药。研究人员估计，对微量元素碘的需求量只能满足 42%，对叶酸这种天然从食物中获取的维生素的需求量只能满足 53%，这就为你埋下了供应不足的伏笔。因为孕期对碘和叶酸的需求还会增加，对母亲最为重要的甲状腺素的分泌会加速，因此需要碘。

此外，不断成长的宝宝构建细胞也需要更多的叶酸或人工合成的叶酸，以便神经管闭合等。如果缺乏叶酸，胎儿可能会发生畸形，比如脊柱裂。因此，医生通常建议所有孕妇，不论年龄，每天都要摄取碘和叶酸至少到孕 12 周。这两种微量营养素通过饮食不能完全满足需求。

对微量营养素需求的增长

随着孕期的开始，对微量营养素的需求会增长。如果之前体内微量营养素的供给不足，现在就会出现真正的缺乏。但是并没有充分的研究证明，年长孕妇是否需要额外摄入微量营养素，良好、均衡的饮食是否足够，这点还存在争议。德国营养学会认为，所有孕妇的需求基本都能通过食物满足，只有上文提到的碘和叶酸是例外，有时也包括钙和铁。对每种微量营养素的准确建议可从网上查到。可以确定的是，你从现在起要购买高质量的食物，并且注意仔细加工。对快餐绝对要说 NO！请咨询医生是否要额外补充碘和叶酸这类普遍建议的物质，或者其他含有微量营养素的制剂，主要包括维生素 B、钙等矿物质，以及锌和硒等微量元素。

注意：你不能自作主张地去补充镁或铁等微量元素。镁作为一种药物，可引起提前宫缩，铁具有副作用，只有证实缺乏时才需要补充。

建议

众人皆认为孕妇是补充微量营养素的"巨大市场"，并进行积极的宣传。即使是输入"分子医学"这一关键词，也能找到一些相关信息。但是我们对此表示反对！

围绕你圆滚滚的身体

大概从 30 岁起，所有人的身体都会发生或多或少的变化。从这时起就需要有意识地自我控制，特别要对自己的身体重视。当你怀孕了，这显然是理所应当的，因为宝宝的生长也对你的身体有额外要求。以前针对所有孕妇有句老话："生个孩子会消耗掉你的牙和辫子。"然而，这并不是绝对的。从本节中你会了解到，应怎样对待你的牙齿，要对怀孕做出什么样的反应。为了让你愿意长期面对镜子中的自己，下文中也有一些头发护理的建议。

牙齿检查——好好保养是值得的

因孕期激素水平的变化，孕妇体内会有更多水分堆积，结果造成牙龈不再那么稳固。沉淀物和细菌会更深地渗入牙龈中，引发牙龈出血。轻微的牙龈出血是很常见的，但怀孕期间嘴里的唾沫组成成分也会发生变化（pH 值比以往要低），使得你更容易患上龋齿。酸和细菌会更多地进入你的口腔。

对于 35 岁以上的女性来说，你在最近几年怎样对待你的

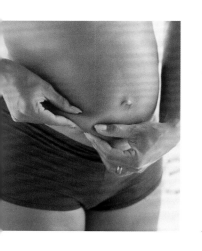

日常用按摩油进行 5 分钟左右的拉伸按摩可使腹部组织承受更大的膨胀。

妊娠纹的神话

据说年纪大的孕妇更容易长妊娠纹，因为皮肤随着年龄的增长会丧失弹性。你不需要做更周全的护理，因为这两者之间关系不大。妊娠纹是皮肤上层的断裂，使皮肤深层的骨胶原变得可见。孕期肚子、胸部和臀部的妊娠纹是由血液皮质醇的增加造成的，这与个人体质有关，而不是你的年龄。

牙齿并形成怎样的体质变得越来越重要。从 1990 年起，孕期指南就规定，医生要跟病人强调健康牙齿的重要性。可惜这一方案并没有得到完全正确的贯彻执行，只有极少数女性具体知晓她们要为健康的牙齿做些什么。你要自己主动一点，孕期至少要看两次牙科，以便能以专业的方式清洁牙龈。可能在此过程中你会发现有牙龈发炎、牙周炎等，这算你运气好，因为这些疾病如果不接受治疗，不仅会导致你的牙齿更快脱落，还有可能导致宝宝早产或出生时体重过低！科学家已经证实，很多孕 28 周以前早产的妈妈都有牙周炎。

好消息：及时的治疗可使风险降低到正常概率。

从长远来看——视力会回来的

你突然发现旧的眼镜不再适合你了，或者你看书时经常会感到头痛。你想当然地认为需要换一副度数更高的眼镜，以为这是年龄增长的特征。但其实这是不对的，眼睛跟身体的其他部位一样，在怀孕期间储存了更多的液体，会导致眼球的曲面变化。这会让你的视力受到限制，但仅仅是在你怀孕期间。也可能是因为眼睛太干了，因为怀孕期间泪膜尽管有大量的液体，但是缺乏必要的润滑剂。这时用医生推荐的相关滴眼液可以缓解。请不要一时冲动去买新的眼镜，无论如何等到孕期结束时再看。

注意：突然远视变得严重（你看不清眼前的书，但是却能辨别远处所有的东西），这可能是新出现的糖尿病造成的。这时就需要去看医生。

产后也有一头浓密的秀发

年纪越大，就越接近那个头发生长发生变化的时间点——与是否怀孕无关。压力和缺乏营养会对你头发的健康产生影响。因为头部皮肤增加的压力会把发根上必要的生长力抽走。怀孕期间，许多女性都会欣喜地发现，她们的头发很饱满，很浓密，看起来极富吸引力。原因就是孕期有较高的雌激素。一旦产后雌激素降低，头发又会变成正常状态。如果早前雌激素低，这时就会表现得更明显。因此，减少压力、保持充足的营养、护理头发和头皮（以正确的方法）是很重要的。

尤其是孕期，你应该每天用天然材质的梳子梳理头发。使用温和的洗发水，轻轻按摩头皮，这样能呵护你的发根。要尽量冲洗干净，直到洗发水再无残留。有一条金科玉律：冲洗的时间要是擦洗发水时间的三倍。擦干时不要摩擦，那样会使头发结构粗糙，而是要用毛巾用力将水分挤干。使用吹风机时只选用温和模式。夏天最好是放弃使用这种电热风。对于干燥或脆弱的发质，每周对发根和发丝进行护理是有帮助的，但不要对头皮这么做。利用护理产品发挥作用的时间，也要有意识地宠爱你美丽的、圆滚滚的身体。

建议

酸能亮泽头发

如果你的头发缺乏光泽，可以尝试我们老祖宗留下来的久经考验的方子：吃一些酸的东西，使头发的pH值恢复正常。为此你需要：1升水（最好是矿泉水）、1汤匙苹果醋以及半个柠檬的汁液。这种天然配方要比染色便宜得多、健康得多。

染发当心！

根据海德堡大学医院的研究发现，头发染色剂会经头皮进入母乳中。"生态测试"测试了染色成分并发现所有产品的材料都疑似会破坏遗传。如果你现在想染个灰色的头发，应该使用没有化学添加的植物颜料。

你可以拥有一个美丽的圆肚皮

年长的孕妇尤其关心她们孕期的外貌和产后的体形，这可以理解。谁不想很快再变回又瘦又美、身材苗条的状态？尤其是成熟的孕妇和年长的妈妈，她们认为必须向其他人证明，一切皆在掌握之中。她们现在正处于人生中可以完全发掘女性美的阶段。怀孕始终会散发出性感和女性魅力，你无须隐藏。可惜一些 35 岁以上的女性因为年龄关系而消极，并决定穿着那些使肚子不显眼的服装，而不是突显身材的 T 恤等。有此想法的人应该明白：这是旧时代的女性才必须遵守的禁忌。以前，孕妇如果不遮挡肚子和胸部被视为失礼。在公众场合，女性必须避免性感的形象。即便在今天，如果 40 岁以上的女性有意地露出肚子或胸部，还是会引起骚动："哦，都这个年纪了⋯⋯"但是别人的想法都不重要，关键是你自己不要错过这段有趣的时光。因此，请享受你美丽的、圆润的身体吧。

集优帮助锦囊

在孕晚期，你有时会觉得自己的身体陌生、畸形。这可以理解，因为你现在承担着并不习惯的重量。这段时间正好是你购买新孕妇装的好时机，穿上它，你会觉得舒服和体面。请你小奢侈一把，哪怕只有短短的几个星期。孕妇装在产后也能用一段时间。

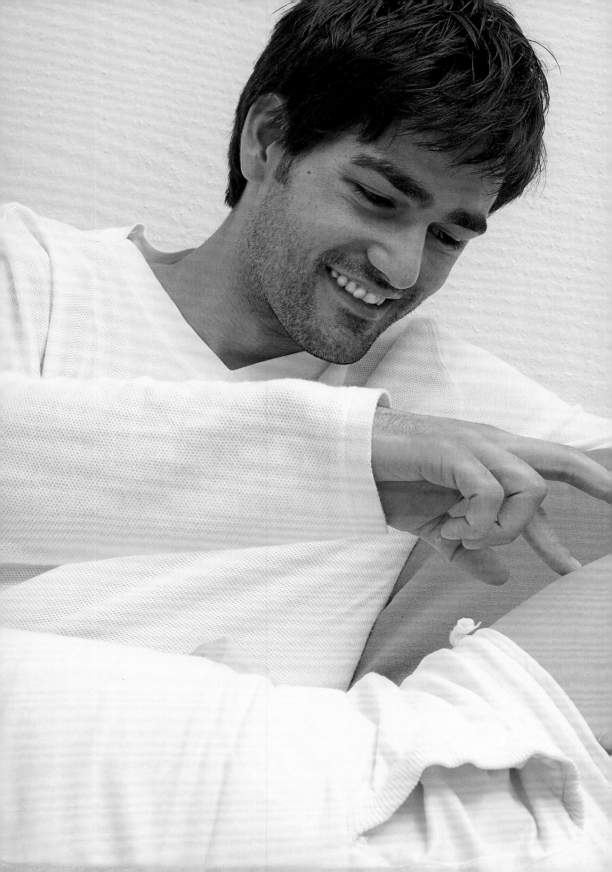

情绪也面临挑战

本章你会学到，如何掌控各种恐惧，以及面临新的
人生挑战时你的生活经验对你的帮助有多大。

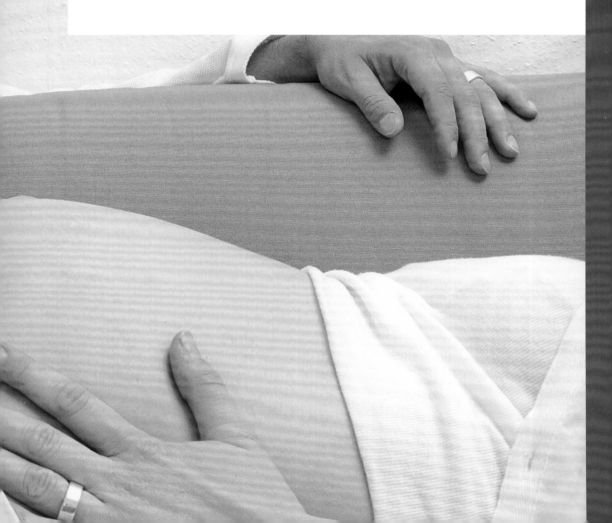

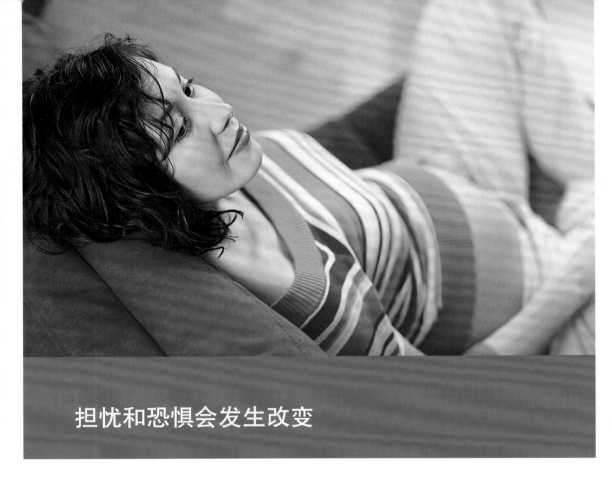

担忧和恐惧会发生改变

每个怀孕的女性根据个性和怀孕过程的不同都会有或多或少的担心。其中包括负面的情绪，当然也有正面的情绪，这跟年龄无关。35 岁以上的女性，出于害怕，她们的内心时常失去平衡。这种害怕一部分是由外界引起的，一部分是基于自身的怀疑。现在就要考验你调节情绪的能力了，在每个怀孕阶段都是全新的挑战。

最初的自身恐惧

宝贝即将来临，你将迎来一种全新的生活状态。这时你会有将为人母的喜悦，但有时也会有担心，甚至是恐惧。有太多的问题需要解决了。在孕早期时激素引起的情绪波动有时会让你对自我承受力产生怀疑："我高估自己了吗？我可以胜任怀孕并且胜任有孩子的生活吗？"大多数女性对这种跳跃式的情绪都感到意外，尤其是在想生一个令自己满意的宝宝觉得很难的情况下。不过在怀孕的最初几个月，这种状况是完全正常的，无论你怀孕时多大年纪。怀孕是一种真实的挑战，你首先要学习，然后才能应对。如果你现在是怀第三个（或第四个）宝宝，那就是截然不同的情况了，你可以安心地适应这种状态。

高峰和低谷——完全正常

那些较晚怀孕的女性，会经历特别频繁的情绪转换，有时候她们觉得自己很强大，并且充满了期望，有时她们又会变得自我怀疑："我是不是要孩子太晚了？"或者"我这个年纪还有精力去克服睡眠不足的障碍吗？"

这种想法和害怕以及对产后那段时间的担忧都是会有的。不是生完孩子你就自动成为爸爸妈妈了，即便是爸爸妈妈，也像孩子一样需要成长。为此你需要时间以及改变的意愿。在这一过程中，你就是自己最好的捍卫者和朋友。不要等着接受外界的支持，而是要自己照顾自己的需求。你可以允许自己有思虑，但不要把一切归结到自己的年龄上。构建积极的"内心世界"（见 117 页），它能带给你勇气并帮助你形成更多的自我意识。

建议

让内心的情绪既来之则安之，这样你就能获得一颗平常心和内心的宁静。

如果打破窗户……

"外界的"目光对年长孕妇比对年轻孕妇更为严苛。尽管你身体感觉良好，要洒脱地应对这种情况还是会更难。

坚守自己

可能会有以下情况：你坐在医院的候诊室里，旁边是一位年轻的、二十来岁的女性，对面是一位五十多岁的女性。在很多类似的情况下，总有从内到外的视线看过来。你不再询问自己的猜测以及自己的亲身感受，而是只顾及其他人的眼光。"他们会不会觉得我现在要孩子年纪太大了？"你会自动把这种恐惧和想法传达到周围的环境里。这是 35 岁以上孕妇需要避免的最常见的陷阱。请坚守自己的内心，与伴侣一起商量。可以尝试以下练习。

练习：增强你的自信

> 第 1 步：要有意识地把自己放在第一位。把周围广告或者许多参考书中出现的年轻的、体态优美的孕妇形象放在一边。你要明白，那种"毫无缺陷"的准妈妈只是不切实际的美化，让你感到压力，但却完全不符合现实。

> 第 2 步：现在把注意力集中在你怀孕的身体上。观察细节，倾听内心，并且感受一下：你的皮肤怎样？胸部和臀部呢？头发怎么样？请真实地描述出来，但是不要带有评价。比如："我比怀孕前更能感觉到我的骨盆，它摸起来很软、很圆润。"

> 第 3 步：现在你可以做出评价了，但首先只使用积极的语言。把你身体的轮廓画在一张大纸上（A3）。选择准确的颜色，也就是你认为最符合你身体各个部分的颜色。

这些颜色就是跟你目前感觉相匹配的颜色。通过这幅积极的画面你可以看到你自己满意和不满意的部分。那些消极的身体感受只需知道一下就行了。如果需要就医，那么就当面跟医生沟通。如果只是嫌弃臀部多了数不清的脂肪，那么恭喜你，因为没有人是完美的！

> 第 4 步：最后一步你可以自问，你刚才觉得自己有多老或者多年轻。计算一下想象和现实的差距，但是基础是你在刚才练习中的自我感觉。

外界的担心

孕中期（孕 13 ～ 28 周）很适合为最后冲刺积蓄能量。最晚到这一阶段，你要跟伴侣一起做出产前检查的重要决定。对于 35 岁以上的女性，这时要"充满希望"并且保持内心的平衡。

要有孕妇的自我意识

你的肚子大小慢慢地超过耻骨，从外面能看出来了。你迟早隐藏不了怀孕的事实。现在你要适应外部环境，很遗憾，外部环境中并不都是支持的声音。因此，你要跟伴侣一起制订策略，以便能适应那些使你不安的因素，甚至是贬低你年龄的声音。这样可以减轻你的心理压力，坚定你怀孕的自我评价，并且向外界展现出来。其中也包括跟上司和同事的相处，有时也迫切需要一定的自我意识。发现或者激发你个人的力量源泉，它是你在这种全新的情境下能够创

建议

你的肚子在孕中期开始时凸显出来。慢慢地，它从小肚子变成一个圆圆的、漂亮的大肚子。安静地坐下来，把手放在肚皮上，感受宝宝在里面的活动——这是一段美好、亲密的时光。

编织关系网

孕期你会从许多女性那里获得支持的力量。产后，如果伴侣继续工作，没有其他妈妈的相互照应，你很难胜任一个新妈妈的角色。越早建立关系网越好！

造出来的。把手放在肚皮上享受这份安宁，感受你自己的情绪。

这种乐观的观点至少能预先把那些"咸吃萝卜淡操心"的人们抛在脑后，不管他们是否念叨着："超过 35 岁或者 40 岁还能怀孕吗？"类似于"这个年纪还……"的评论你肯定会听到或者感觉到。家人操心你的体力是否够用。同事会想，你是否能在这样的年纪（以目前较高的生活标准）放弃第二份收入。甚至从医学角度，你也被贴上了晚育和高危的标签，即使你看上去年轻并且自我感觉良好。你要跟伴侣一起就如何成为成熟的父母达成共识。请回答以下问题：

> 跟年轻父母相比，你的优势在哪儿？

> 对于人生新角色，你有什么强项？

> 你有什么样的担心和恐惧？

你要有进行沟通的勇气。许多夫妻都比想象中更羞涩。这种粉红色的情绪不应该成为难言之隐。只有当你们开诚布公地谈论可能会有的阴暗面时，你们才能共同思考解决方案。

女性力量被呼唤

相同的命运是有联系的。这古老的人类智慧，35 岁以上的你也可以利用。根据你的自身经验，你可能对部分情况已经做好了充分准备。

> 找到正确的女性伙伴

跟与你年龄相似的也处于孕期或即将生产的女性坦诚交流，通常能最快地消除不安和错误的期望。随着时间一点点过去，你们可以进行很多次以怀孕为主题的聊天，你可以听取更多的好建议。请注意交谈的质量，因为冗长的谈话通常不能带来什么新的东西，最差的情况还会加剧你的不安。反之，如果就你真正的恐惧和担忧进行交流，会很有帮助。一定程度的信任是很有必要的。

> 找到正确的地点

女性在相同状态下，真正的联络处是课堂，如孕期瑜伽或游泳课，尤其是孕中期以后的女性。如果你已经知道生产地点和接生人员，可以在那里咨询一下课程。上这些课的女性很有可能在准备生产时再次见面。即使是自由职业的助产士，在你寻找志同道合的伙伴时，她也是很好的咨询对象。她们不只是关心你的生产，还负责做你的孕期顾问。

> 安静地比较

大多数女性在孕中期时都特别有诉求。因为这时候可能需要做出产前诊断的决定。这时你作为才生第一胎的晚育者和高危孕妇，需要评估自己是否觉得自己跟普通孕妇或者黄金年龄的孕妇没差别。请私下里询问其他女性，作为成熟的孕妇或妈妈有什么样的经历。谈论你真正感到伤心的话题，有时是需要勇气的。

集优帮助锦囊

在与老板和同事接触时应考虑以下方面：

> 如果你宣布怀孕，必须清楚什么时候能回归，以及你到时想工作多长时间。但不要下最终结论，只能说："就我目前所能判断的……"

> 要清楚地表明，你作为孕妇还是很乐意工作的。

> 考虑一下你在孕期是否要减负，如何减负，也可以跟领导一起商量。这能预防你的精力危机，同时也显示出你的责任感和前瞻性的规划。

"吸烟是致命的"

如今人们已经知道吸烟的负面影响，同时母亲的年龄越大，这种影响越大。不论主动吸烟还是被动吸烟，都会导致母亲和宝宝的血管收紧。其后果就是对生存至关重要的氧气和营养物质会更难输送到目的地。有吸烟习惯的人，宝宝会有缺氧的风险，从而导致严重后果。因此，35岁以上的孕妇必须坚决避免吸烟和吸二手烟。

如何跟老板和同事说？

35岁以上的女性通常进入职场已经很多年了，并且不少都是处于领导岗位，也可能不久就能升上领导岗位。你怀孕的消息在职业领域可能得到的反应不是那么令人高兴。以下建议在你休产假之前可以参考：

> 展示自己的能力

你的"好消息"对于你的同事来说意味着需要顾及的地方更多，你一旦出问题，也意味着他们会增加更多的工作量。产假开始时你要找到一个代替你的人，接手你的工作。这也会给一个团队带来额外负担。你的工作越复杂，建议同事提前接手你的各项工作就显得越重要。这关乎你的专业性，同时也显示出你并不把自己当成是不可或缺的。这样你就能使那些想要接手你工作的同事或者希望你产后就待在家里的同事无话可说。

> 让嫉妒的人靠边站

经常有孕妇描述说，工作单位那些无子女的女性嫉妒心尤其强烈。她们抱着那种"她同时拥有了一切"的心态，使怀孕员工的日子并不轻松。跟这样的同事，你还是最大限度地保持距离吧。在那些不怎么愉快的时刻，你要告诉自己，只有在真正令人羡慕的情况下才会引发嫉妒。当然在这条道路上你也会收获越来越多的真诚祝愿，但是你并不需要为此做什么准备……

> 不要对自己要求太高

为了保证你在休产假前的这段时间身体健康，请及时评估你是否已达到个人负荷的极限，并采取合适的措施。你要对此保持坚定且清醒的心态，即便你的同事或上级给你施加压力。这是你的健康和你要经历的孕期。有困难的时候一定要跟医生或助产士沟通。

冲刺阶段的五味杂陈

在孕早期和孕中期，你已经遇到并克服了大大小小的障碍。检查时你会担心是否一切正常。在孕晚期，你每天都能感受到宝宝的活动。这意味着他马上要和你的生活紧密联系，并且即将来到这个世界。那些晚育的女性，在孕期快结束的时候除了事前的喜悦，还会感到害怕，想要一种安全感，这并不奇怪。她们可能失去的东西更多。很可能她们不会有再生一个孩子的机会。此外，这种自身的害怕会因为就医过程中"格外仔细"的态度而被放大，因为比起正常情况，她们被视为有更多风险。生产时也一样。当然你可以继续保留害怕的情绪，不必用理智说服自己。但是你要有足够的自信，最大的可能性就是一切都会很好。

下面的测试是小学用来考查学生对数字及其相互之间的比例关系是否有具体的认知。作为一个小智力游戏，也许它对你也是有启发的。

建议

让伴侣与你感同身受。这样可增加亲密感，并对双方起到安慰作用。因为他也会关心你和宝宝。

测试：集合论

> 第 1 步：将 100 颗干燥的豌豆放在透明、狭长的容器里，再放一颗在旁边的碟子里。如何描述这两个数量之间的

关系？像大多数人一样，你可能也会回答"容器里的豌豆要多得多"。统计学上的风险也等同于此原理，你的年龄只是理论上可导致异常的因素。正常情况下是一切都好（100颗豌豆），极少数情况下才会有问题（1颗豌豆），但也是可以治疗的。

> 第2步：请问，什么时候你会觉得数字1更大，是1∶100还是100∶1？人们（大多是男性）会倾向于选择1∶100。有意思的是，在1∶100这一组合下数字1往往会让人觉得比100∶1的组合更大。遗憾的是，许多人也会据此评估可能的风险。他们倾向于抛开多数而去纠结于唯一有可能发生的负面情况，而不是关注占绝对优势的积极情况。

你可以改变这一点。调动你内在的长处，针对即将做出的决定（类似于是否要剖腹产）优先选择正常的情况。这样你就能做出明智的决定，不带有夸张的安全性考虑。

为了从容和内心的平静

在孕晚期，有意识地将出生所需的所有准备都写在卡片上是很有必要的。强化你内心的态度，建立起身体和情感上的自信。许多女性，也包括男性，虽然对身体的外貌有期许，但失去了内心的感觉。请利用孕期的最后几个月，去更多地感受身体对感官享受、护理和放松方面的需求。因为通过你所获得的"感觉能力"，你在生产过程中也能准确地感受到它对你的帮助。一个重要的前提条件是，要相信自己能通过自

在怀孕日记中记下那些对你好的事情，可以给你带来勇气并且帮助你完成想一做再做的事情。

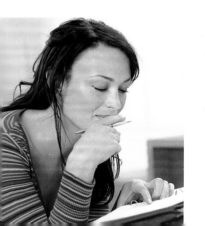

身的力量去分娩。

观察"内心的愿景"

建立信任的一个可靠方法是自我催眠。对此需要从思想上建立积极的愿景。应从早期就开始规律地练习这一任务。

＞ 我的身体能够保护孩子

利用想象力，使完好的孕期具象化地呈现于眼前。请每天抽出一小会儿时间。最好是选择一个能给你带来安全感的地方，比如你冬天最喜欢窝的沙发或夏天最喜欢待的花园长椅。尽可能闭上眼睛，使意识专注于内心，就像修道士在祷告时那样聆听自己的心跳和呼吸。第一次可能做不好，但只要有耐心，会越来越好的。现在试着去"观察"子宫，它是一个有力的、强大的软垫，包裹并保护着你的宝宝。去观察子宫颈，它紧紧地闭合，抵抗着妄图从阴道侵入的细菌。你要清楚地知道，9 个月的时间会像这样很好地、很安全地度过。

＞ 我的宝宝强壮且有活力

现在用你内心的双眼去看看你肚子里的小生命。试着敞开自己去体会你的感受。有些孕早期的女性会把他想象成一条小鱼，还有些会把他想象成一道发光的颜色，或者只是有一种流动的真挚感觉。在怀孕过程中，你内心为宝宝描绘的画面会增大，并且会发生改变。请想象他的小心脏的搏动，每一次心跳都在喊着：我想活下来。每一个细胞都包含着要长大的心愿和能够出生的既定程序。试着与肚子里的小生命建立联系。只是单纯地感受他有多么强大，相信他的生存意志。

建议

许多艺术家和运动员都会随身携带一个护身符。你为什么不来一个呢？它可以是一个会散发力量的石头，或者是你给宝宝准备的第一个玩具。

共同强大！

邀请伴侣一起观察你"内心的愿景"。坐在他身后，或者你们背靠背坐着，一起来提取那些积极的愿景。

即使在遭遇战争或紧急情况下，宝宝也能够成功地降临人世。

利用自然医学的力量

其实，一开始你是相信自己的力量的，但随后出现的怀疑会消耗你的神经。在这种情况下，助产士喜欢推荐给你一些混合茶饮，能够让你镇定、放松并给你力量。请直接咨询她们，或者查看相关的参考书，或者看看以下的一两条建议是否能够打动你。不管怎么说，它们都是安定你神经的可靠方法。

＞阳台上种草药

安静、从容地在美丽的阳台花架上或者在花园里（如果有的话）种一排植物，最好是蜜蜂花、百里香或者墨角兰。在药用植物之间，可穿插着种一些薰衣草。这些草药可在需要时作为元气茶的配料。安全起见，在孕期不要使用薄荷和马鞭草，因为它们可能会引发宫缩。

关于薰衣草的两个靠谱建议：

把薰衣草的叶子和花洗干净（用热水浇），把它们放在玻璃杯里，加入蜂蜜，放置4个星期就可以食用了。你也可以把薰衣草叶放进一个小棉袋里并扎紧，它既是一种古老有效的衣橱防蛀剂，也可以用来沐浴。放水的时候把它挂在浴缸里。许多孕妇都很享受这种放松浴。

＞芳香疗法——你的鼻子有福了

芳香疗法最近才被提出对孕妇有益。它通过自然的方式，以舒适的香气提升你的自我疗愈力。此外，在香薰灯里点燃香薰蜡烛也能营造一种安逸而美好的氛围，对你的身体有利。

这里我先提供给你一种有效的混合配方：

将高品质的精油如薰衣草（放松）、香柠檬（舒缓心情）、玫瑰（促进身心平衡）、柑橘（释放压力）、檀香（镇定、平和）按照你觉得舒服的比例混在一起。小剂量使用，因为孕妇对感官刺激大多都很敏感。小剂量意味着 1 ~ 3 滴精油，并且香薰灯只能使用短暂的时间，比如一小时点两次。

想想其他的

你有权去尽力改善担忧、疑虑等在孕期出现的负面情绪，有意识地把它们引开，其他的你也做不了什么。

> 回忆美好的时刻

摆放一束草原上生长的五颜六色的鲜花或上次度假时带回的海边的贝壳在书桌上，你会发现工作场所的氛围也会发生变化。

> 轻松地安排事情

跟伴侣一起做些放松的、享受的事情。忧虑重重的沉思或者结构严谨的问题可以先暂停下来，与对你有帮助并且可以转移你思想的人共度时光。

> 激活你的兴趣爱好

最晚至产假开始你拥有更多业余空间时，应该重新复苏旧的兴趣爱好，或者找一个令人振奋的新活动。温习一下英语或者重新开始画画怎么样？这两项活动你都能在产后，在宝宝睡觉并且你还没有开始工作的时候进行。

建议

35岁以上的你，职业生涯时间越长，就越会在产假期间感到无聊和不安。因此，个人的活动和兴趣爱好非常重要。

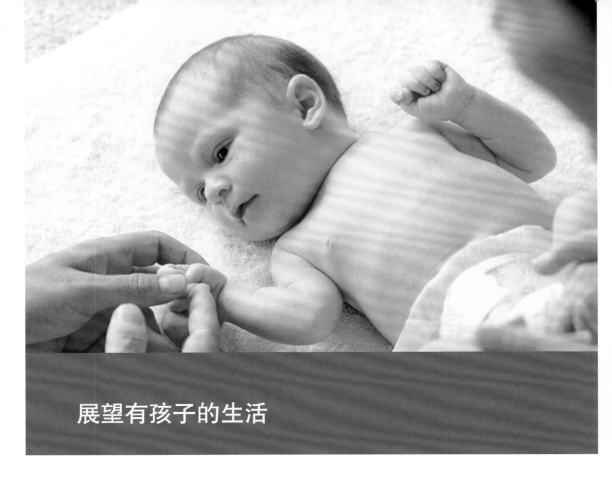

展望有孩子的生活

　　这是你人生的新篇章：宝宝降生了！他会丰富你的生活，也会搅乱你的生活。所有的父母在经历这段时间时都觉得很感动。松了口气，充满喜悦，但也伴随着疲倦和不安，正如所有新篇章展开时那样，几种感觉交错在一起。大多晚育的父母对这两种极端情绪都比年轻父母的感受更强烈，他们尤其感恩，但也会产生熟悉的安全感被踩在脚下的感觉。

老话新说

　　随着宝宝的到来，所有父母都进入了一个全新的世界，不管他们的人生达到了什么样的高度，经历有多么丰富。那些在工作中掌控全局的人，有了孩子也必须寻找到新的节奏，去学习包裹他、哺育他。这是一个你能够重新经历你孩子气的一面的好机会，但迟早爸爸妈妈也会达到他们的临界点。重要的是，你内心不抵触新生命来到后发生的变化。

接受这些困难的同时也勇敢地挑战吧。就像生产时那样，试着去全力以赴。如果成为母亲的幸福感并不强烈，也请接受你自己的这种真实感觉。年长的妈妈通常比年轻的妈妈更难。她们懂得如何排除困难，如何掌握并决定一切。但有了宝宝，一切都不一样了，你的生活会充满乱糟糟的情景和担忧。如果你内心对此是自信的，甚至某些时候能会心一笑，那你就更容易适应它。你会惊叹有了孩子后的世界是多么的出乎意料。用自己的方式经历你的人生新阶段吧。

不要忘了许多的母爱

有了宝宝的生活在最初几周、几个月甚至几年里都如同一场马拉松。自打宝宝出生后，你和伴侣要 24 小时连轴转，周末和节假日也无休……只不过你安置宝宝的方式会发生变化：新生儿是需要喂奶的，包括夜间，两岁的孩子会考验你濒临崩溃时的能力。二者都需要巨大的精力并花费很多力气。现在的你也许会注意到，比起十

学会成为母亲

著名的新生儿家丹尼尔·斯特恩把他的一本著作非常贴切地命名为《母亲的诞生》。这一诞生并不是随着孩子的出生自动开始的。一开始你会觉得不安，必须要学习，这都很正常，即便还要学习接受它的负面。埃尔朗根-纽伦堡大学的一项长期研究发现，超过50%的父母都会抱怨日常的教育问题，这是所有父母面临的挑战之一。感觉到个人的不足，并且学习应对它，你也会获得成长。那些非常独立的女性会更难承受这种不安。她们已经习惯把所有的一切掌握在手中，然而这一点在有了宝宝后的新生活里通常是不可能的。

年前，你更难适应睡眠不足的情况，这是很正常的。35 岁以上的女性在生产后大多需要更长时间来休息。因此，你要从现在起特别小心和注意。

应对日常挑战并享受孩子乐趣的一项重要能力可能在孕期就已经得到了训练：那就是照顾好你自己。当然，带着一个可爱的但也折腾人的宝宝会比生产前更困难。孩子睡了，你仍然要很怨念地面对堆积成山要洗的衣物。同时，你最好的闺蜜还等着你给她回电话呢。你最好能尽快避免他人的这些类似的期许，正如从前一样，它也不会带来什么。因为照顾孩子所需要的时间，你要从别的方面省下来。像怀孕时那样，确定一下什么时候休息比较好，什么时候需要通过第三方减轻负担。为了不让自己的身体和精神透支，你应该认真参考一下 123 页的意见。

利用你的经验

晚育的女性跟年轻的女性做妈妈的风格是不一样的。一些人会把因为宝宝而得来的短暂休息视为被赠予的时光。比起年轻女性，她们更少会有错失的感觉。另一些经历多年职业生涯而形成自我意识的女性则反之，她们将宝宝视为一场文化冲击，需要一段时间才能调整过来。失去了规律的日常作息和习惯的工作时光，你自己的生活看起来像是在走下坡路，尤其是在伴侣那里找不到认同感时。

按照老套的思想，你突然成为"单纯的家庭妇女"，

集优帮助锦囊

请始终感恩！生产完后最直接的感受显然是非常轻松："一切都很顺利。我们的宝宝出生了。"你要呵护并维持这份感恩的心态，尤其是压力大、只看到负面的时候。请不断地去想，孩子对于你是一份多么珍贵的礼物。

自我形象可能就在摇摆不定中转瞬即逝了。对于那些享受有宝宝生活的女性来说同样如此。不要让你对新生活的喜悦消失，即便面临的是很陌生的新情况。你可以找回以前的能力，也能够带着它在职场中继续前行。看看以下振奋人心的点子哪些对你是有帮助的——那就去做吧！

> 每周计划

每周设定一个固定日程，如分配给宝宝的、夫妻之间的、家务劳动时间和其他。在周日晚上协商好下周的安排，制订每个具体的任务。

> 你最好的"副手"

抛弃那些"只有妈妈可以做到"的想法吧。从一开始就给伴侣学习与你和孩子相处的机会，即便有时需要较长时间，或者他只简单地"以自己的方式"解决，那也要让他参与进来。

> 休假的意愿

不要当你自己筋疲力尽的时候才放心地把孩子交给某个人。要及时地适应保姆，并给予她一定的时间。对于许多妈妈来说，一开始你不让保姆负看护责任，但还是让她保持打一个电话就能到的距离会更让人放心些。

> 安排"深造"

和孕晚期一样，找一项时间相对灵活并且能满足你作为成年人需求的事情来做。可以是学一门语言——带着兴趣，但没有过度的野心，或者温习功课，或者开始学习摄影。

通过这一方式补充能量——为自己，也为家庭。

图书在版编目（CIP）数据

高龄孕妇宝典 /（德）斯蒂芬妮·施密特－阿尔特林
格著；张千婷译 . — 西安：太白文艺出版社，2019.1
ISBN 978-7-5513-1552-4

Ⅰ . ①高… Ⅱ . ①斯… ②张… Ⅲ . ①妊娠期—妇幼
保健 Ⅳ . ① R715.3

中国版本图书馆 CIP 数据核字（2018）第 271508 号

Schwanger ab 35 by Dr. med. Stefanie Schmid-Altringer
Copyright © 2008 by GRÄFE UND UNZER VERLAG GmbH, München
Chinese language copyright © 2019 by Phoenix-Power Cultural Development Co., Ltd.
All rights reserved.

著作权合同登记号　图字：25-2018-067 号

高龄孕妇宝典
GAOLING YUNFU BAODIAN

作　　者	[德]斯蒂芬妮·施密特－阿尔特林格
译　　者	张千婷
责任编辑	马凤霞　彭　雯
特约编辑	杜姗姗
整体设计	Metis 灵动视线
出版发行	陕西新华出版传媒集团
	太白文艺出版社（西安市曲江新区登高路 1388 号　710061）
	太白文艺出版社发行：029-87277748
经　　销	新华书店
印　　刷	北京天恒嘉业印刷有限公司
开　　本	710mm×1000mm　　1/16
字　　数	80 千字
印　　张	8
版　　次	2019 年 1 月第 1 版　2019 年 1 月第 1 次印刷
书　　号	ISBN 978-7-5513-1552-4
定　　价	49.80 元